母子爱育会 爱育医院院长

[日] 中林正雄 著

何金凤 译

第一次孕产必备
怀孕·生产
0岁育儿

中国农业出版社
·北京·

图书在版编目（CIP）数据

第一次孕产必备：怀孕·生产·0岁育儿 / [日] 中林正雄著；何金凤译. — 北京：中国农业出版社，2019.8
ISBN 978-7-109-25466-4

Ⅰ. ①第… Ⅱ. ①中… ②何… Ⅲ. ①妊娠期－妇幼保健－基本知识②产褥期－妇幼保健－基本知识③婴幼儿－哺育－基本知识 Ⅳ. ①R715.3②TS976.31

中国版本图书馆CIP数据核字(2019)第079685号

合同登记号：图字01-2016-5358号
审阅：侯俊光

第一次孕产必备：怀孕·生产·0岁育儿
DI YICI YUNCHAN BIBEI HUAIYUN SHENGCHAN 0 SUI YUER

中国农业出版社
地址：北京市朝阳区麦子店街18号楼
邮编：100125
责任编辑：马英连　　版式设计：水长流文化
印刷：鸿博昊天科技有限公司
版次：2019年8月第1版
印次：2019年8月北京第1次印刷
发行：新华书店北京发行所发行
开本：710mm×1000mm　1/16
印张：12.25
字数：300千字
定价：56.00元

请安然面对"怀孕·生产·育儿"

前言

当今产科医疗水平大为提升

怀孕、生产是自然的生理现象，多数情况下，都会母子平安，举家欢庆，共同迎接新生命的诞生。

有些孕妇在怀孕、生产期间偏离了正常的妊娠过程，可能会危及母体和胎儿。另外，有些孕妇由于年龄、体质、病史、当前的健康状况等各种原因，在妊娠中也可能出现异常。

我们作为从事产科医疗工作的人员，为了让所有女性放心地面对怀孕、生产、育儿，安然度过正常的孕产期，要在多方面向她们提供帮助，在出现异常的情况下，为她们提供恰当的医疗服务，这正是我们不可推诿的职责所在。

现在的产科医疗水平已经大为提升，所以请安心度过孕产期。准妈妈要身心放松，生活上愉快舒适，这样对于胎儿的好处不言而喻。

虽然知道在怀孕、生产、育儿期间要保持放松的心情，但准妈妈还会因为一些不懂的事情而担心，特别是最近晚婚晚育、核心家庭越来越多，社会环境发生了变化，准妈妈从祖父母、父母、兄弟姐妹、亲戚等处得到的知识和信息越来越少。事实上，无需过于担心，因为最近产科医疗领域关于母婴的信息与日俱增，今非昔比，各种相关检查既简单又方便。

当今时代，孕妇至少要首先正确理解相关知识。对于孕妇及其家人来说，生小孩这件事是人生中的重中之重。在此重要关头，掌握正确的知识，并且认真考虑适合自己的妊娠、生产方式是至关重要的。

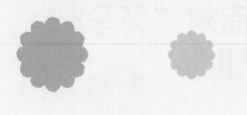

本书使用了大量浅显易懂的漫画和图表来解说人们在怀孕、生产、育儿等方面常见的不安与担心。另外，针对妊娠的各个时期，本书给予了很多恰到好处的建议。如果能够根据需要咨询一下身边妇产科的医务人员，可以进一步加深对本书的理解。

为了顺产

为了实现顺产，孕期的健康管理非常重要。为此，从妊娠初期就要去了解自己健康状况的医疗机构做孕检。

通过孕检，医生会根据个人情况和妊娠周数对营养均衡、体重管理、适当运动、身心放松等方面的重要性进行讲解。如果妊娠中偏离正常轨道，也可以得到修正。

产科医护人员能和准妈妈充分交流，互相信任，在面对妊娠和生产时，会让孕妇感到安心，得以安全分娩。

育儿的根本所在

育儿的根本在于积极地迎接和婴儿在一起的新生活，享受这样的生活。婴儿有自我成长发育的能力，即使你在育儿的过程中做不到完美无缺，婴儿也会自然成长。

特别是对于初为人母的女性来说，与婴儿相处就是"与未知相遇"，因此不仅要重视育儿知识，还要在了解要点的基础上，重视母亲自身的感性和知觉。只要觉得自己的孩子很可爱，就可以带好孩子。作为母亲一定要自信，好好养育自己的孩子。

值得纪念的分娩日、健康孩子的诞生、快乐的育儿生活，这些都是我们产科医护人员最期望看到的。

母子爱育会 爱育医院院长　中林正雄

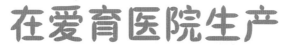

在爱育医院生产

爱育医院位于东京都港区，自从1938年成立以来，就一直把重视母子保健的医疗放在首位。现在，爱育医院是东京都指定的"综合周产期母子医疗中心"，作为重点医院，它担负着本地区高风险孕妇妊娠、分娩的医疗任务。

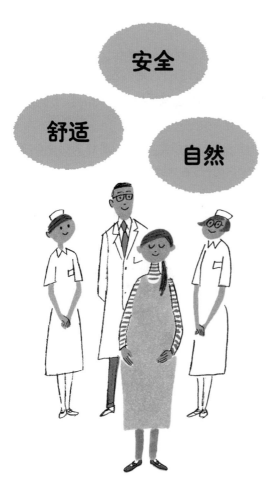

安全

舒适

自然

 爱育医院的分娩理念

在爱育医院，分娩的关键词有三个：安全、舒适、自然。

爱育医院重视自然分娩，为了给孕妇和胎儿提供持续不断的帮助，并保证母子平安，要进行必要的监护和处置。然而过度的监护和处置会让孕妇感到不舒服。因此，协调好这三个方面的关系就显得尤为重要。

为了实现安全且舒适的分娩，医院要求孕妇自己制订"分娩计划"，以医生为首的医务人员在竭尽全力地保证孕妇安全的同时，会尽可能地尊重孕妇的意志和想法。

医务人员只不过是帮助分娩的配角。主角是孕妇自己，孕妇一定要充满自信和骄傲，来迎接宝宝的诞生。

向孕妇提供的服务

孕妇健康咨询（助产士门诊）

医生从事日常孕期健康检查。此外，孕妇还有机会向助产士进行咨询，由其进行孕期生活的指导，并提供分娩及母乳喂养方面的知识和信息。

服务对象为妊娠19~36周的孕妇。在孕期健康检查中，医生的接待时间平均每人只有10分钟，而助产士进行的孕妇健康咨询的时间在30分钟以内。

您不仅可以提出在孕期生活中方方面面的疑难问题，还可以咨询很多不好意思问医生的问题。

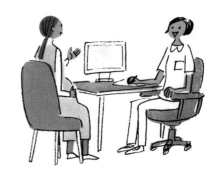

 ## 为了顺产

产妇开始分娩时，在充满期待的同时，也会越来越感到不安和紧张。而持续的担心和不安会导致全身紧张，产道的肌肉也会随之发硬。结果产妇就会感到阵痛更加剧烈，而剧烈的阵痛又会使产道的肌肉发硬，且产道变硬与紧张都会加剧产妇的不安情绪，于是陷入这样的恶性循环。

为了防止上述恶性循环，产妇尽可能地放松身心就显得尤为重要。通过放松身心，产道的肌肉会变得更加柔软，宝宝就更容易生出来，生产过程才会顺利。

在分娩过程中，该怎么做才能放松身心呢？

随着分娩时间的不断延长，间隔1~2分钟就会出现阵痛，肚子就会变硬。这正是腹中的宝宝在收缩身体，拼命保护自己的时候。为了让腹中的宝宝感到舒服一些，妈妈要深呼吸，给宝宝输送足够的氧气，这尤为重要。妈妈一定要记住尽量放松身体，慢慢地、大口地吸气。

 ## 放松很重要

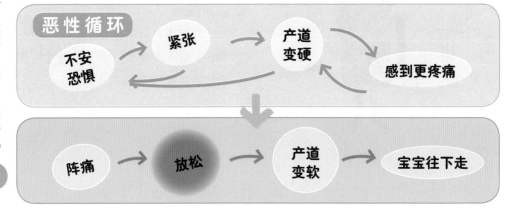

推荐的放松法

有规律的阵痛是在告诉产妇要做好分娩准备，迎接宝宝的降生。不要过度恐惧，而要忍耐阵痛，积极地面对分娩。在此，介绍一下阵痛期间，更好地放松身心的方法。

呼吸调整法（呼吸法） 有意识地进行自我控制的同时，调整呼吸的方法

效果

● 通过全神贯注于呼吸来缓解紧张，从而放松身心。
● 可以均衡体内的氧气和二氧化碳。
● 可以给宝宝输送充足的氧气。

要点

① 阵痛开始和结束时进行深呼吸。
② 一边充分呼气，一边放松身体。
③ 随着阵痛强度的不同，根据自己的节奏进行呼吸。
④ 呼吸法是阵痛时能更好放松身心的方法，做的时候一定要放松心情。

辅助动作 阵痛变强的时候，配合呼吸法，按摩腰部或肚子

效果

● 做这些辅助动作，可以分散对疼痛的注意力，缓解紧张，减轻疼痛感。

要点

① 配合呼吸的节奏做辅助动作。
② 不要过分用力，感到舒服就可以了。

方法

腹部、腰部的按摩
　一边吸气，一边从腹部的下面开始往上慢慢地推，然后一边呼气一边从上往下推。用手心或拳头在腰部上下按摩。

按压大腿根、腰
　用大拇指按压大腿根或腰部。一边呼气，一边用力，吸气的时候慢慢放开。

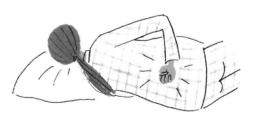

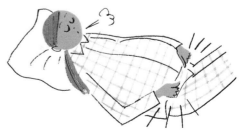

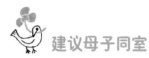
建议母子同室

母亲产后如果身体没有问题，宝宝也健康，可以实行母子同室。母亲产后早些和宝宝在一起生活，可以加深母子感情，方便用母乳喂养，出院后和宝宝一起生活也会更加顺畅。

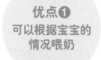

优点❶
可以根据宝宝的
情况喂奶

住院的时候，每隔3个小时就会到授乳室给宝宝喂奶，可如果碰巧宝宝那时候正在睡觉，时间上就不适合喂奶。但是如果母子同室，宝宝想吃奶的时候就喂奶，这样不仅宝宝可以练习吮吸母乳，而且妈妈的奶水也更容易下来。

优点❷
可以预先习惯育
儿生活

在母子同室的情况下，母亲可以一直观察宝宝，可以更好地了解宝宝的特点、性格以及生活节奏。还可以尽早习惯换尿布等育儿琐事，从而学会照顾宝宝，出院后，能更有自信地养育孩子。

母子同室的注意事项

妈妈在床上抱着孩子一起休息时，由于自己困了，不小心把宝宝碰到地上的情况也时有发生。因此在床上时一定要拉上护栏，注意细节。还有，母亲睡觉的时候一定要把宝宝放回婴儿床。

如果感到担心或不安，马上咨询护士。

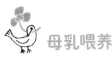

母乳喂养

爱育医院一直在推广母乳喂养，为了多一个坚持母乳喂养的妈妈，我们一直不遗余力地提供帮助。

母乳不仅营养非常好，而且孩子饿的时候能马上吃到。母乳的温度恰到好处，适宜喂养，好处多多。另外，还免去了冲奶粉的准备工作以及喂奶后收拾的麻烦，可以说是好上加好。

婴儿吮吸母乳可以加深母亲对婴儿的爱，母子之间的心灵纽带更加牢不可破。这样的母子关系可以促进婴儿情感的发展。

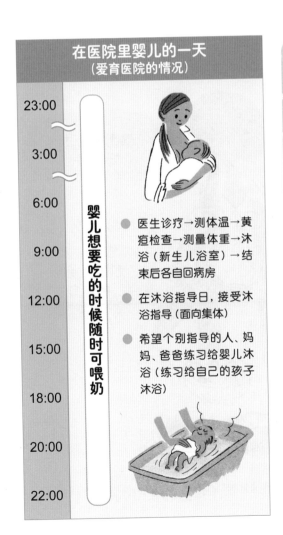

在医院里婴儿的一天
（爱育医院的情况）

时间	
23:00	
3:00	
6:00	
9:00	婴儿想要吃的时候随时可喂奶
12:00	
15:00	
18:00	
20:00	
22:00	

● 医生诊疗→测体温→黄疸检查→测量体重→沐浴（新生儿浴室）→结束后各自回病房

● 在沐浴指导日，接受沐浴指导（面向集体）

● 希望个别指导的人、妈妈、爸爸练习给婴儿沐浴（练习给自己的孩子沐浴）

必须要母乳喂养吗？

虽然对于任何一对母婴来说，能够坚持母乳喂养是最好的，但并不是说非母乳喂养不可。有没有母乳，有多少，每个母亲是不同的，有些母亲奶水好，有些母亲则不行。

如果过分强调母乳喂养，那么没有母乳的母亲，或者因为生病等原因不能母乳喂养的母亲就会丧失自信。

从营养的角度来看，奶粉的成分和母乳基本上没有差别。只要没有卫生问题，将奶粉用温开水化开进行人工喂养，也不用担心影响婴儿的生长发育。无论是母乳喂养还是奶粉喂养，都无关紧要，最重要的是在每天和宝宝的生活中，母亲能够身心健康，心情愉悦，保持积极向上的心态。

有利于胎儿和孕妇的饮食

胎儿是通过胎盘从母体吸收氧气和必要的营养来成长的。因此，孕妇如果不好好吃饭，就会影响到胎儿的发育。

但如果对喜欢吃的东西没有节制的话，也会引起过度肥胖。体重增加过多，容易引发妊娠高血压综合征等综合病症，因此不可掉以轻心。

与过度肥胖相反，最近身体过于消瘦的孕妇也非常惹眼。在年轻女性中，怀孕期间她们非常在意身体的苗条，追求"时尚化"，而忽视了给胎儿输送营养的重要性，这种风气很令人担忧。如果孕妇摄取的营养不足，有可能会生出发育不良的婴儿。

为了胎儿的健康成长和保持自身的健康，孕妇一定要注意均衡膳食，保证营养。

 ## 为什么膳食非常重要

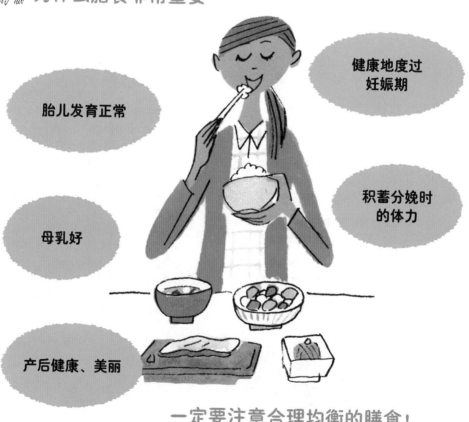

健康地度过妊娠期

胎儿发育正常

积蓄分娩时的体力

母乳好

产后健康、美丽

一定要注意合理均衡的膳食！

推荐的菜谱（妊娠后半期）

要充分发挥出各种营养素的作用，巧妙搭配饮食非常重要。为了更好地摄取肉、鱼、牛肉、鸡蛋等蛋白质，建议搭配富含维生素或矿物质的青菜、水果、海藻类等食物。

早饭	烤面包（主食面包、黄油、果酱） 青菜荷包蛋（鸡蛋、圆白菜、西蓝花、西红柿、油） 酸奶 奶茶	主食面包 鸡蛋 圆白菜 西蓝花 酸奶 牛奶	2片 1个 40克 40克 1盒 100克
加餐（10点）	苹果 奶茶	苹果 牛奶	100克 100克
午饭	乌冬面（乌冬面、鸡肉、白萝卜、胡萝卜、葱） 凉拌菠菜	乌冬面 鸡肉 白萝卜 胡萝卜 葱 菠菜	1份 50克 30克 20克 10克 80克
加餐（15点）	烤土豆（土豆、黄油） 牛奶	土豆 牛奶	50克 200克
晚饭	米饭 汤 八宝菜（油菜、鱿鱼、猪肉、洋葱、胡萝卜、竹笋、青椒、油） 浇汁豆腐	米饭 油菜 鱿鱼 猪肉 洋葱 胡萝卜 竹笋 青椒 豆腐	1.5碗 40克 30克 60克 70克 20克 20克 10克 125克

注意补钙

妊娠中需要大量的钙，因此一定要注意钙的摄取。牛奶或乳制品中含有大量的钙，而且吸收率比较高，是食品中的佳选。此外，银鱼干、樱花虾（干）、蚬、纳豆、豆腐、小松菜等也含有丰富的钙。

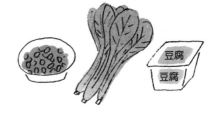

准妈妈和宝宝的
妊娠日历

这里总结了妊娠期间孕妇和胎儿的身体变化过程，以及生活上需要注意的要点。下面，让我们来看看这40周的变化过程吧。

月/周数	准妈妈和宝宝的状态	确认的要点

1个月
0～3周

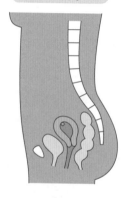

准妈妈 还没有觉察自己已经怀孕。体内激素的分泌量开始变化，身体感到疲倦、发热。

宝宝 受精卵在妊娠3周左右，于子宫内膜着床。此后，成为胎儿原型的"胎芽"。

- ☐ 如果一直在测量基础体温的话，排卵后变为高温期（体温升高0.3～0.5℃），怀孕后，高温期将持续2周以上，以后可以由此推断怀孕的时间段。
- ☐ 如果怀疑自己可能怀孕了，就不要吸烟饮酒。
- ☐ 不要服用药物或做X光检查。

2个月
4～7周

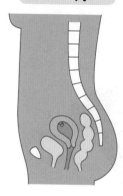

准妈妈 出现月经过期不至、乳房发胀、下腹发胀、尿频等症状。有些人开始孕吐。

宝宝 仍然处于胎芽状态。心脏、胃、肠等内脏开始形成，大概可以分出头、身体、胳膊、腿。

- ☐ 月经过期不至超过2周以上，就要到妇产科就诊。
- ☐ 孕吐严重的人，想吃的时候，能吃多少就吃多少。
- ☐ 不要去人多的地方，不要过多接触宠物。
- ☐ 孕检每4周一次。

月/周数	准妈妈和宝宝的状态	确认的要点

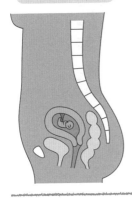

3个月
8~11周

准妈妈 孕吐最严重的时期。乳白色的白带增多。

宝宝 从胚芽变为胎儿,身体长到3个头的长度,脸型也有了人的模样。皮肤透明,可以看见内脏。

- ☐ 确诊怀孕后,要提交妊娠登记,领取母子健康手册。
- ☐ 因为是容易流产的时期,要关注肚子发胀或出血。
- ☐ 不要运动或旅行,注意不要让下半身受凉。
- ☐ 确定分娩医院。
- ☐ 孕检每4周一次。

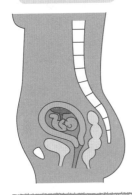

4个月
12~15周

准妈妈 肚子开始显形。大多数孕妇不再孕吐。白带增多,容易出汗。胎盘基本形成,流产的危险减少。

宝宝 骨骼、内脏基本长成,皮肤厚度增加,变得越来越结实。听力见长,对外面的大音量有所反应。

- ☐ 如果孕吐停止了,就要注意饮食规律,做好体重管理。
- ☐ 白带增加,要经常换内裤,每天洗澡。
- ☐ 肚子、乳房会渐渐变大,因此需要准备孕妇服和孕妇内衣。
- ☐ 孕检每4周一次。

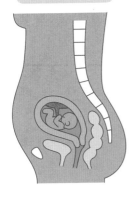

5个月
16~19周

准妈妈 肚子变大,体型更像孕妇。乳腺发育、乳房变大,有时候会分泌黄色乳汁。

宝宝 身长有4个头长,体型平衡,体内的器官也在发育。胎儿开始在羊水中活动,准妈妈感到胎动。将听诊器放到母体的肚子上,可以听到胎儿的心跳声。

- ☐ 如果没有异常,可以开始孕妇游泳、孕妇健身操之类的运动。
- ☐ 根据需要穿孕妇内衣、孕妇服。
- ☐ 容易贫血,因此要多摄取铁元素。
- ☐ 开始做预防妊娠纹、静脉曲张的按摩。
- ☐ 如果身体状况很好,到怀孕7个月为止,都可以旅行。但是,旅行日程一定要宽松。
- ☐ 孕检每4周一次。

6个月

20～23周

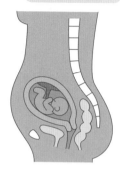

准妈妈　大多数孕妇能感到胎动。因为子宫变大，容易引发静脉曲张、痔疮、尿频。白带的量进一步增多。

宝宝　面目开始清晰可见，眼睫毛和眉毛也长出来了。还具备了喝羊水、排泄的功能。大脑发育，可以感受到母亲的空腹感和饱腹感。

- ☐ 体重容易增加的时期，一定做好体重管理。
- ☐ 保证充足的睡眠。
- ☐ 为了预防痔疮，一定注意不要便秘。
- ☐ 开始乳房护理。
- ☐ 参加准妈妈学习班、准父母学习班。
- ☐ 孕检每4周一次。

7个月

24～27周

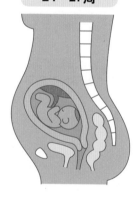

准妈妈　容易出现贫血、便秘、痔疮、尿频。因为肚子很大，也会出现腰痛、浮肿、静脉曲张等症状。

宝宝　眼皮可以上下分开。味觉发育，可以感受到甜味和苦味。大脑的明暗感知机能也发育完成，能够察觉到外面的明暗变化。

- ☐ 容易出现浮肿、蛋白尿、高血压等症状，如果出现妊娠高血压综合征的征兆，一定要马上就诊。
- ☐ 注意不要摄取过多的盐分、热量。
- ☐ 注意早产的征兆，如果肚子发胀、疼痛、出血，一定要及时就医。
- ☐ 准备分娩用品、住院用品。
- ☐ 避免身心紧张，过度劳累。
- ☐ 孕检每4周一次。

8个月

28～31周

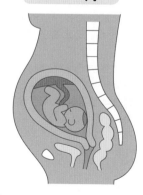

准妈妈　肚子有时变硬，有时发胀。子宫变大，胃、心脏、肺等器官被压迫，因而有时会出现食欲减退、心悸等身体反应。这个时期还容易出现妊娠纹。

宝宝　骨骼发育基本完成，肌肉发育日趋成熟，神经功能也更加活跃。听觉发达，可以分清声音。

- ☐ 如果感到肚子发胀，请立即躺下休息。
- ☐ 如果肚子一直发胀，因为有可能早产，所以一定要立刻就诊。
- ☐ 从这个时期开始，就不要长时间外出了。
- ☐ 准备宝宝的专用空间、婴儿用品。
- ☐ 开始练习呼吸法。
- ☐ 孕检每2周一次。

第一次孕产必备　怀孕·生产·0岁育儿

9～10个月

32～39周

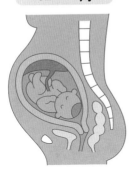

准妈妈 肚子发胀变得更加频繁。9个月左右，由于胃受到压迫，食欲减退。进入10个月以后，胎儿下行，食欲开始恢复，上厕所的次数增多。这个时期，雀斑容易增加。

宝宝 长出皮下脂肪，身体变得胖乎乎的。皮肤变成粉色，出现光泽。头从骨盆内下来，动作减少。指甲长到指尖，头发长到2～3厘米。

- ☐ 如果要回老家生产，要在34周之前到家。
- ☐ 外出时一定要随身携带母子健康手册和医保卡。
- ☐ 和丈夫、家人能够马上取得联系。
- ☐ 安排好住院期间不在家时的家务事。
- ☐ 事先准备好分娩费用，确认住院用品、分娩用品是否备齐。
- ☐ 尽量避免一个人外出。
- ☐ 出血、破水、下腹部疼痛、肚子持续发胀时要联系医院。
- ☐ 出现分娩征兆之前，要轻轻松松地生活。
- ☐ 孕36～40周每周孕检一次。

13

腹中的胎儿

胎儿在母亲的腹（子宫）中，妊娠8周之前作为"胎芽"（胎儿的原形）开始发育，之后，渐渐变成胎儿的样子，成为胎儿后继续成长。

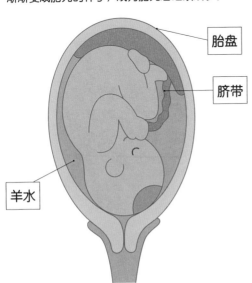

胎盘

脐带

羊水

胎盘 受精卵在子宫内膜着床，妊娠3周左右开始形成胎盘，妊娠16周左右胎盘发育完成。胎盘的作用是给胎儿提供在子宫内成长所需要的营养和氧气，排除胎儿不需要的废物和二氧化碳。另外，胎盘还具有将母体的免疫力提供给胎儿，过滤掉危害胎儿的有害细菌的作用。

脐带 连接胎儿和胎盘的脐带具有从胎盘运送营养和氧气，将废物和二氧化碳从胎盘排出的作用（＊）。到了妊娠后期，脐带的长度大约为50厘米。

羊水 子宫内的胎儿被称为胎膜的薄膜包裹，胎膜中充满了和母体体温相同的羊水。羊水仿佛软垫子一般，即使母体活动，肚子碰到东西，胎儿也不会受到强烈冲击。开始分娩时，胎膜破裂、羊水流出，这样，产道会变得湿滑，可以帮助胎儿顺利出生。

＊脐带像电话线一样可以弯曲，因此即使胎儿活动身体拉动脐带，脐带的血流也不会减少。

序章 怀孕前需要对女性的身体有所了解

女性的身体每月要排一次卵，如果卵子受精并着床的话，就怀孕了。为了迎接宝宝的诞生，要事前好好理解女性的身体和妊娠的形成，这种准备工作尤为重要。

● 从排卵到受精、着床 ●

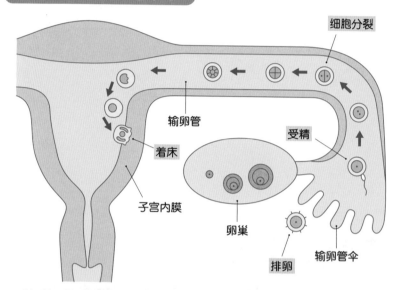

被排出的卵子在输卵管伞前端被捕捉，短暂停留。这时精子来到此处，进入卵子并且与卵子结合就诞生了受精卵。受精卵在重复细胞分裂的同时，从输卵管进入子宫，到达已经变厚的子宫内膜之后着床。

为什么会来月经？

女性的身体中有左右两个卵巢，卵巢里有可以成为卵子的原始卵泡。原始卵泡的数量在20来岁时有10万~20万个，30多岁时就降到了5万个以下。这些原始卵泡每个月成熟一个（有时是2~3个），成为成熟卵泡以后，卵泡破裂，卵子冲出，进入输卵管，这种现象被称作排卵。

排卵后，卵泡成为黄体，分泌出黄体激素。由于激素的作用，子宫内膜增厚，形成一个可以接受卵子的"床"。

如果卵子受精，受精卵就会着床；如果没有受精，激素分泌减少，子宫内膜的床就会脱落，月经就来了。

● 基础体温的变化 ●

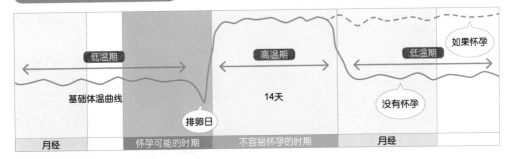

低温期

基础体温曲线

排卵日

高温期

14天

如果怀孕

低温期

没有怀孕

月经 | 怀孕可能的时期 | 不容易怀孕的时期 | 月经

15

● 测量基础体温时需要注意什么 ●

① 用妇女专用体温计测量

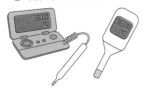

使用精确到小数点后2位数的
基础体温专用体温计进行测量

② 早晨醒来就测体温

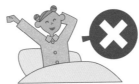

不要起床,躺着测量

③ 将体温计放在舌根测量

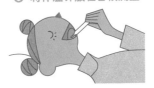

与腋下相比,舌根的体温变
化更少,可以准确测量体温

受精卵着床就怀孕了

被排出的卵子寿命只有24小时。

在卵子存活期间,如果精子被射到阴道内,有5000万~1亿个精子可以上行到子宫颈管、子宫、输卵管。能够在输卵管内相遇卵子的精子有60~100个,而能够进入卵子且与卵子结合的精子却只有一个。

一个精子钻进卵子,一旦受精,卵子表面就会形成一层保护膜,其他的精子就不能进去了。

这个受精卵不断地分裂,在分裂的同时向子宫移动,经过3~4天可以到达子宫内部,再经过大约3天,就会钻进子宫内膜已经形成的"床"中着床。这样就怀孕了。

通过基础体温得知排卵日

女性的体温根据月经周期会发生变化。这种变化,在静下来的时候,通过口内测量基础体温可以得知。

基础体温分为"低温期"和"高温期",月经开始到排卵之间为低温,排卵后受激素的影响,体温上升,转为高温期。如果怀孕前测量基础体温并记录下来的话,就可以了解自己的月经和排卵的周期变化。

目录

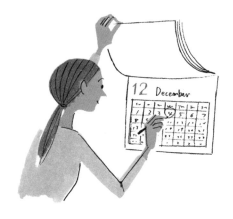

Part1 安全快乐地度过妊娠期

● 妊娠初期 1～4个月 ●

第一次孕产必备 怀孕·生产·0岁育儿

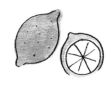

第一次孕产必备 怀孕·生产·0岁育儿

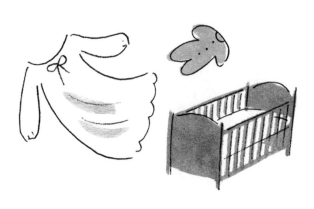

Part2 临产渐近，无须担心

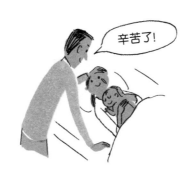

辛苦了！

Part3 满怀幸福感的第一次育儿

第一次孕产必备 怀孕·生产·0岁育儿

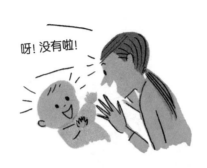

Part 1

安全快乐地
度过妊娠期

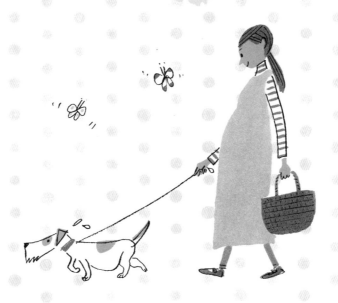

怀疑自己 "是不是怀孕了？"

月经过期不至，开始孕吐，很多人都怀疑自己可能怀孕了。为了健康地度过妊娠期，做好孕期检查非常重要。

察觉"怀孕"的征兆

女性之所以能够感到自己怀孕了，是因为有几种征兆可以告诉她们。

很多人都知道，怀孕的征兆是月经过期不至。每个月按时来的月经，过了十天甚至两周以上都没有来，这时候就可能是怀孕了。

不过由于过度紧张或劳累，过度减肥也可能会引起月经周期紊乱，因此，仅仅凭借月经过期不至还不能判定是否怀孕。

另外，如果你一直在记录基础体温的话，会发现高温期变长，因而可能察觉到自己怀孕了。

没有怀孕的女性，从月经开始日起，低温期大约持续两周，排卵后转入高温期，这种状态大概持续两周。之后，体温再次下降，月经开始。但是如果怀孕了，就不会排卵，因此高温期会一直持续，低温期不再出现。

此外，有人在发觉月经没有按时来的时候就会开始孕吐，肚子发胀，甚至有人会出现尿频的现象。

还有人即使怀孕了，身体也不会出现这样的妊娠反应，或者这样的妊娠反应太弱，因而没察觉到。

市场上出售的"早孕试纸"的使用方法

想要知道是否怀孕，一个非常方便的办法就是使用市场上出售的早孕试纸。因为用尿就可以检查，简单易行，所以在自己家里就可以做。

女性一旦怀孕，成为胎盘的"绒毛"会分泌大量被称为"hCG(人绒毛膜促性腺激素)"的激素。因为它存在于尿液当中，早孕试纸会显示为阳性(怀孕)。妇产科进行的妊娠检查也是使用相同的方法。

如果检查时间过早，由于hCG的分泌量不够，有时也可能检查不出来。因此，建议月经逾期超过一周(妊娠5周以后)，再使用早孕试纸进行检查。

有时用早孕试纸也不能测出是否怀孕。可以几天后再检查一次。

● 如果出现下面这些征兆，就可能是怀孕了 ●

月经过期不至

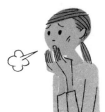

一直如期而至的月经，过了十天还不来，这种情况超过两周，怀孕的可能性就很大

基础体温的高温期持续不断

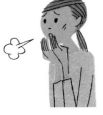

一旦怀孕，就不会出现排卵，基础体温的低温期就没有了。高温期持续三周以上，怀孕的可能性很大

开始出现孕吐

70%～80%的孕妇都会有孕吐反应，反应早的人，在发觉自己月经到期不至的时候就开始孕吐了

尿频，下腹部发胀

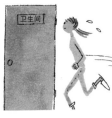
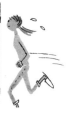

子宫变得越来越大，因而压迫膀胱，容易引起尿频。另外,下腹部有时候有发胀的感觉

乳房发胀，变得敏感

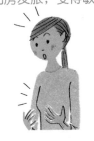

乳房发胀，乳头变得敏感,有时候衣服碰到也会感到刺痛

身体乏力，情绪不安

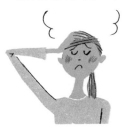

受激素变化的影响，身体容易感到乏力、发热，情绪变得烦躁不安

温馨提示

知道怀孕了，一定要去看妇产科医生

出现妊娠的征兆，用早孕试纸进行检测的结果为阳性，知道自己怀孕了，不要不在乎，一定要尽快去妇产科检查。

早孕试纸虽然能检查出是否怀孕，但不能判定是否为正常怀孕。

另外，即使检测结果为阴性，如果月经过期不至，还是要去妇产科检查一下。

在妇产科，不仅会进行尿检，还有内诊、超声检查等。请医生检查一下腹中的胎儿和自己的身体，安全、放心地度过妊娠期。

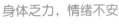

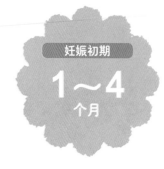
自己适合怎样的分娩方法?

在自然分娩、计划分娩、无痛分娩中找到适合自己的分娩方法。还有,要不要丈夫陪伴分娩,也要事先商量好,做出决定。

选择分娩方法的要点

过去,按照所在医院的方针进行分娩是理所当然的,最近,根据孕妇自己的想法,以孕妇为主体进行分娩的理念越来越广为接纳了。

因为是第一次怀孕,关于分娩的知识或信息了解得不够充分,决定适合自己的分娩方法实为不易。

这种情况下,列出几条要点进行考虑,如想在什么地方分娩,自然分娩好不好,是否希望丈夫陪伴分娩等,就更容易想清楚分娩的具体情形。

● 选择分娩方法的要点 ●

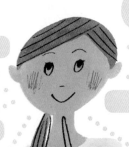

想要回老家分娩

希望尽可能地自然分娩

想要采用呼吸法

想要丈夫陪伴分娩

想用自己喜欢的姿势进行分娩

不想使用阵痛促进剂

想要减少疼痛进行分娩

希望进行袋鼠式护理

*考虑到孕妇健康上的风险,有时候不能满足其要求。

要不要丈夫陪同分娩?

最近,丈夫陪同妻子分娩的情况越来越多,其中,有些男性面对妻子的分娩,惊慌失措,无所适从。对于陪伴妻子分娩缺乏自信的男性,没有必要勉为其难。

女性也不要认为"不陪伴我分娩就是不爱我"。即使没有陪同分娩,成为好父亲的男性也数不胜数。

要不要丈夫陪同分娩,也要尊重丈夫的想法,夫妻好好商量,做出决定。

计划分娩

决定分娩日，按照计划进行的分娩。除了使用阵痛促进剂进行阴道分娩之外，如果是高危分娩，可以进行无痛分娩或是剖宫产

无痛分娩

对于分娩的疼痛非常恐惧，精神紧张而影响了分娩，这种情况下可使用麻醉药的分娩方法

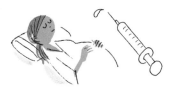

剖宫产

在母体或胎儿发生生命危险，阴道分娩不能进行的时候，切开子宫，取出婴儿的方法

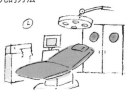

自然分娩

以自然分娩方式进行的阴道分娩。从阵痛开始到胎儿出生，有人需要几小时，有人需要几十个小时。每个产妇对于阵痛的感觉各有不同

拉梅兹分娩呼吸法

使用"嘻嘻呼"这样的呼吸法，减轻阵痛的方法

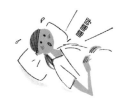

主动分娩（国内尚无）

不使用分娩台，产妇可以自由地选择姿势，用来减轻疼痛的分娩方法

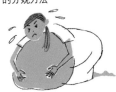

LDR

从阵痛开始到完成分娩，在同一个房间度过的分娩方法。没有必要向分娩室移动，可以放松心情（备有LDR的医疗机构不多）

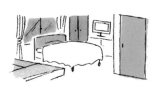

陪同分娩

丈夫或家人陪同分娩，产妇会感到放松，分娩大多会顺利进行。陪同分娩者需要事先参加讲座，接受培训

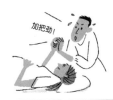

加把劲！

如何选择分娩医院？

从大型的综合医院到附近的妇产医院、助产院，孕妇有着各种不同的选择。综合考虑希望分娩的方法和费用等，找到适合自己的医疗机构。

● 分娩医院的优点和缺点 ●

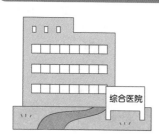

综合医院 除妇产科之外，还有各种各样的科室，病床多，医生多。

【优点】医疗设备充足，高风险孕妇也可以安全、放心地接受诊治。有慢性病的孕妇，可以在同一所医院得到治疗。费用比较便宜。

【缺点】从孕检到分娩，很难由同一位医生诊治。很多时候，可供选择的分娩方法也不多。

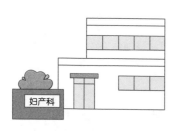

妇产医院 只有妇产科的医疗机构。专业的产科医生和工作人员配备齐全。

【优点】由于医生人数有限，可以由同一名医生进行诊治。可选择的分娩方法也比较多，个别细微的愿望也容易得到满足。有些机构还提供具有自己特点的服务。

【缺点】有时候不能接待有慢性病的孕妇。有时候服务非常到位，但费用很高。

各种分娩医院

国内分娩医院大概可以分为三大类：公立综合医院、公立专科妇产医院、私立妇产医院。

各个机构有各自的优点和缺点，充分了解其优缺点，从分娩方法、健康风险、去医院方便与否等几个方面考虑，选出最适合自己的分娩医院。

另外，在决定去哪个医院分娩之前，去实地看一看，或是初诊的时候体验一下医生或工作人员的应对方式以及医院的氛围等，事先确认这家医院是不是可以信赖。

● 选择分娩医院的要点 ●

交通方便与否

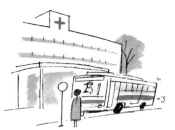

考虑到孕检，离家近的地方比较好

口碑如何

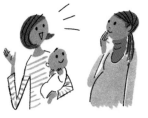

可以参考在此处分娩的妈妈们的口碑

能否满足自己希望的分娩方法

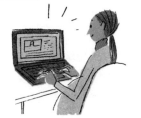

确认能否满足自己希望的分娩方法

是否母子同室，是否有母乳喂养的指导

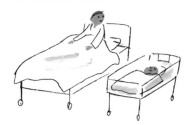

是否母子同室，住院期间是否有母乳喂养指导，将这些情况和自己希望的事项进行比对

紧急时的医疗体制是否完备

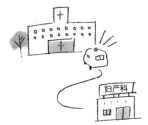

事先确认一下分娩出现问题时，是在医院内应对还是被转院到协作医院

分娩费用是多少

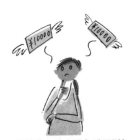

即使花费高些也要享受周到的服务，还是接受最低限的服务，将费用降低，这些问题要事先决定好

对分娩医院进行确认的要点

在决定分娩医院的时候，请参考一下上面所列的几个确认要点，比如是否实施自己所希望的分娩方法、交通是否方便等。

另外，是否满足自己希望的事项这一点虽然重要，但是万一出现危险，考虑分娩医院的应急体制是否完备也是非常重要的。

分娩多多少少都会有些风险。在医生人数少的医疗机构分娩时，一定要事先确认这些机构和设备完备的医疗机构有无合作关系，万一出现危险，能否转到这些医院接受治疗。

为了选择分娩医院，事先了解自己的"妊娠风险度"至关重要。通过下页的"妊娠初期风险度的自我评价表"的问卷调查，妊娠风险度判定为高度的人，建议选择医生人数多、设备齐全的医疗机构。

妊娠初期风险自我评价表 ……请在知道怀孕时填写打分

❶ 你生孩子时的年龄？ ………………………………………………………………… _____ 分

    16～34岁：0分   35～39岁：1分   15岁以下：1分   40岁以上：5分

❷ 在此次怀孕之前生过孩子吗？ …………………………………………………… _____ 分

    是：0分   否：1分

❸ 身高是在150厘米以上吗？ ………………………………………………………… _____ 分

    是：0分   否：1分

❹ 怀孕前的体重是多少千克？ ………………………………………………………… _____ 分

    65千克以下：0分   65～79千克：1分   80～99千克：2分   100千克以上：5分

❺ 一天吸烟20支以上吗？ ……………………………………………………………… _____ 分

    否：0分   是：1分

❻ 每天饮酒吗？ ………………………………………………………………………… _____ 分

    否：0分   是：1分

❼ 使用精神类药物吗？ ………………………………………………………………… _____ 分

    否：0分   是：1分

❽ 如果符合下面所列事项，请在该项前画"✓"。 ………………………………… _____ 分

☐ 患有高血压但没有服药   ☐ 先天性髋关节脱位

☐ 子宫癌检查时发现异常（Ⅲb以上）   ☐ 肝炎

☐ 患有心脏病，如果不剧烈运动，没有问题   ☐ 患有甲状腺疾病，但没有症状

☐ 患有糖尿病，没有服用也没有注射药物   ☐ 没有风疹的抗体

对勾数×1分得出总分

❾ 如果符合下面所列事项，请在该项前画"✓"。 ………………………………… _____ 分

☐ 患有甲状腺疾病，管理不良   ☐ SLE   ☐ 慢性肾炎   ☐ 精神神经疾病

☐ 支气管哮喘   ☐ 血液疾患   ☐ 癫痫   ☐ Rh阴性

对勾数×2分得出总分

❿ 如果符合下面所列事项，请在该项前画"✓"。 ………………………………… _____ 分

☐ 患有高血压，正在服药   ☐ 患有心脏病，轻微运动也会难受

☐ 患有糖尿病，正在注射胰岛素   ☐ 被诊断为抗磷脂综合征（APS）

☐ HIV阳性

对勾数×5分得出总分

⑪ 如果符合下面所列事项,请在该项前画"✓"。 ……………………………… _____ 分

☐ 子宫肌瘤   ☐ 宫颈锥形切除术手术后

(上次怀孕时) ☐ 妊娠高压综合征 (血压在140/90毫米汞柱以上,不足160/110毫米汞柱)

☐ 产后大量出血 (500毫升以上)   ☐ 巨大儿 (4千克以上)

＊对勾数×1分得出总分

⑫ 如果符合下面所列事项,请在该项前画"✓"。 ……………………………… _____ 分

☐ 巨大子宫肌瘤   ☐ 子宫手术后   ☐ 2次以上的自然流产   ☐ 剖宫产

☐ 早产   ☐ 死产   ☐ 新生儿死亡   ☐ 婴儿畸形   ☐ 婴儿出生时不足2500克

＊对勾数×2分得出总分

⑬ 如果符合下面所列事项,请在该项前画"✓"。 ……………………………… _____ 分

(上次怀孕时) ☐ 妊娠高压综合征重症 (血压160/110毫米汞柱以上)   ☐ 正常位置胎盘早期剥离

＊对勾数×5分得出总分

⑭ 这次怀孕之前接受不孕治疗了吗? ………………………………………… _____ 分

否:0分   注射排卵诱发剂:1分   体外受精: 2分

⑮ 这次怀孕有下面这些情况吗? ……………………………………………… _____ 分

分娩预定日不明的妊娠:1分   做过减胎手术:1分   治疗长期不孕后的妊娠:2分

⑯ 这次的孕检有下列情况吗? ………………………………………………… _____ 分

28周以后的初诊 :1分   分娩时初诊: 2分

⑰ 被诊断为胎儿染色体异常吗? ……………………………………………… _____ 分

没有被诊断:0分   有可能性:1分   已经确诊为异常:2分

⑱ 孕检的初期检查中有异常吗? ……………………………………………… _____ 分

B型肝炎阳性:1分   性感染症(梅毒、淋病、外阴疱疹、衣原体)的治疗中:2分

●评价方法：参照❶～⑱的总分来评价

| 0～1分 | 目前没有什么大问题,不用担心 |

| 2～3分 | 请考虑在与能够应对高危产妇的医院有密切合作关系的医疗机构进行孕检、分娩 |

| 4分以上 | 请考虑在能够应对高危产妇的医院进行孕检、分娩 |

＊医学上的不明之处以及适合的医疗机构的相关信息等事项,请向主治医生咨询。

资料: 爱育医院网页

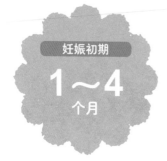

初诊时要注意什么？

即使是第一次去妇产科就诊，也不用紧张。初诊时因为要接受内诊检查，为了穿脱方便，可以特意穿裙装和短袜。

初诊时要做的检查

发觉自己怀孕了，最好早些去妇产科就诊，检查一下自己和胎儿是否健康。

能够确认是否怀孕，要等到月经过期不至10~14天之后，也就是妊娠第5周以后。如果在这之前就去妇产科检查的话，医生可能会告诉你能够确诊时再来检查一次。

如果是第一次去妇产科就诊，很多人可能会惴惴不安。

如果事先对初诊时需要进行的检查有所了解，也就不怎么担心了。

虽然医疗机构多多少少有些差别，但一般来说，在初诊时都有问诊、验尿、测量血压和体重、内诊、超声检查、血液检查等。

做检查时，保持放松很重要。虽然上内诊台的时候会感到紧张，但怀孕的女性都要这么做，因为是让医生进行检查，所以不必担心。

● 初诊时要做的检查 ●

❶ 填写问诊表
在问诊表中填入最后一次月经的日期，第一次月经的年龄，月经的周期以及家族病史等。

❷ 验尿
留取尿液，检查是否出现妊娠的阳性反应。或抽血查ACG情况。

❸ 测量血压、体重
使用医院的测量器具，自己测量。孕检时每次都要测量。

❹ 内诊
躺在诊室的内诊台上，医生将手指伸入阴道内，检查子宫的状态。也可以检查有无妇科疾病。

❺ 超声检查
在内诊台上，医生将器具伸入阴道，观察子宫内的样子。

❻ 问诊
医生说明检查结果，告知是否怀孕。

❼ 血液检查
血型、贫血、梅毒、肝炎、风疹、HIV等的检查。

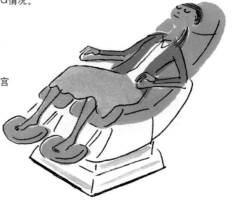

所谓内诊, 就是医生将手指或器具插入阴道, 检查子宫的状态或有无疾病等。第一次接受妇科检查的女性对于这种检查会有些抵触, 但是为了母体和胎儿的健康, 以及顺利地度过妊娠期, 这些检查都是非常重要的, 因此一定要静下心来接受检查。

为了方便接受检查, 穿什么衣服呢?

就诊时, 不要穿裤装, 穿一件撩开裙摆就可以接受内诊的裙子比较好。还有, 为了穿脱方便, 不要穿连裤袜, 最好穿短袜。

测量血压的时候需要露出胳膊, 因此建议上衣要选袖子宽松的样式, 或是穿件半截袖的衣服, 然后在外面套上一件开衫外套之类的衣服。

就诊时, 医生要观察脸色或查看指甲等, 因此要尽可能淡妆, 不要涂指甲油。

● 推荐的孕检穿着 ●

因为内诊时要脱掉内衣, 下身最好是穿脱方便的服装。因为在医院里有时候会感到冷, 最好带一件可以外穿的衣服, 需要的时候可以穿上。

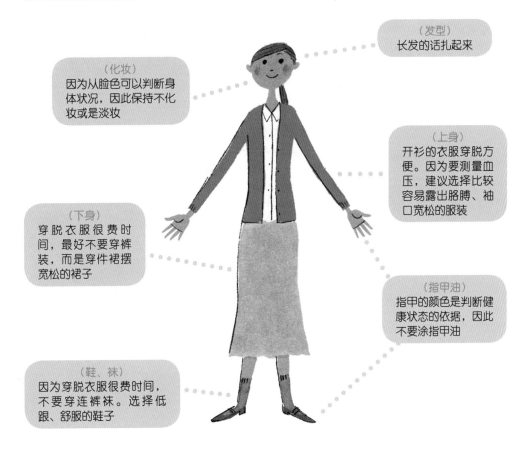

（发型）
长发的话扎起来

（化妆）
因为从脸色可以判断身体状况, 因此保持不化妆或是淡妆

（上身）
开衫的衣服穿脱方便。因为要测量血压, 建议选择比较容易露出胳膊、袖口宽松的服装

（下身）
穿脱衣服很费时间, 最好不要穿裤装, 而是穿件裙摆宽松的裙子

（指甲油）
指甲的颜色是判断健康状态的依据, 因此不要涂指甲油

（鞋、袜）
因为穿脱衣服很费时间, 不要穿连裤袜。选择低跟、舒服的鞋子

初诊之后的孕检

初诊确认怀孕后, 就要定期进行孕期检查。根据妊娠周数的不同来安排孕检的日程。一般来说, 妊娠23周之前四周一次, 35周之前两周一次, 36周开始每周一次。

另外, 如果有慢性病、流产倾向, 或是高风险孕妇, 要根据其身体状况制订孕检日程。

孕检中, 有每次都要进行的检查, 还有根据需要进行的检查。每次必做的检查是: 验尿、测量体重、测量血压、浮肿检查、多普勒超声检查、问诊。另外, 妊娠中期以后, 还要测量腹围和子宫底长 (测量子宫的大小)。

还会根据需要进行内诊或超声检查。

● 孕检的内容 ●

妊娠中期以后进行的检查	每次进行的检查

测量腹围和子宫底长
测量肚子的周长 (腹围) 以及从耻骨到子宫顶端之间的长度 (子宫底长)。测量腹围可以了解母体的脂肪状况, 测量子宫底长可以了解胎儿的发育和羊水量的状况

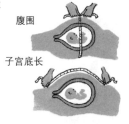
腹围
子宫底长

超声检查
妊娠中期以后, 将超声波装置中的超声探头(probe)放在孕妇的肚子上, 通过显示器可以看到腹中胎儿的样子。孕妇看着画面, 听医生说明情况

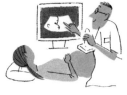

内诊
内诊在妊娠初期是为了检查子宫和卵巢的状态, 在妊娠中期、末期是为了检查子宫颈部的柔软度或是子宫的开口情况

血液检查
主要目的是检查有无贫血, 在妊娠中期、末期进行检查

外诊
将手放在孕妇的肚子上, 确认子宫的硬度或胎儿的位置和大小

验尿

测量体重
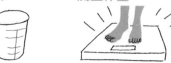

测量血压

问诊
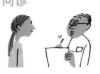

浮肿检查
随着妊娠的进展, 体内的水分容易囤积。用手指按按小腿, 如果一按一个坑, 就可认定为 "有浮肿", 要注意妊娠高血压综合征

多普勒超声检查
使用超声波多普勒装置。将该器具的探头放在孕妇的肚子上, 确认胎儿的心率

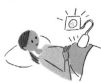

第一次孕产必备　怀孕·生产·0岁育儿

通过超声检查感受胎儿的成长

在超声检查中，使用超声探头可以通过显示器看到腹中胎儿的样子。怀孕初期，医生会将超声探头伸进阴道观察子宫的样子，妊娠中期以后，将超声探头放在肚子的表面进行观察。

因为可以通过显示器看见腹中胎儿，很多准妈妈一定很高兴。随着孕检次数的增加，胎儿的身体越来越大，手足的动作、眼睛、鼻子都能看得一清二楚。有些医院会将拍摄的照片交给准妈妈。

● 胎儿的超声照片 ●

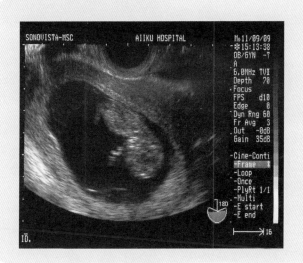

＊孕检的时候，通过超声装置拍摄子宫内胎儿的样貌。如果掌握了如何看此照片，就会知道哪里是头，哪里是手和脚。开始的时候，看上去只有豆粒大的胎儿，会变得越来越有人的形态。

一定要做孕检

为了保证母婴的健康，消除孕期的不安或烦恼，孕检是非常重要的。

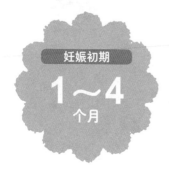

预产期是如何知道的?

发觉自己怀孕去医院就诊，医生会告诉你预产期。为什么知道40周以后的预产期呢，你可能会觉得不可思议，其实预产期是有特定的计算方法的。

从最后一次月经的日期开始算

妊娠期是将最后一次月经的日期 (最后一次月经的第一天) 设定为"妊娠0周0日"，从这一天开始数，一直到"妊娠40周0日"(280天)，这第280天就是"预产期"。

其实最后一次月经的大约两周后排卵，随后受精，而受精卵着床则需要一周的时间。

因为妊娠期要回溯到妊娠成立之前开始计算，而女性觉察自己月经过期不至的时候，就已经怀孕将近两个月了。

"预产期"只不过是一个估算日期

以妊娠期为280天计算出的预产期，只不过是估计"大概是那个时候生吧"，是推测而已。

这种计算方法适用于月经周期为28天，非常有规律的人。如果月经周期没有规律，月经周期不是28天的孕妇多少会有一些出入。

其实在预产期这一天生小孩的人只占全体孕妇的4%左右。

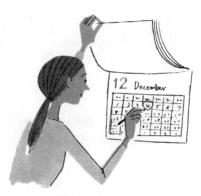

最好在日历上注明预产期

医疗机构采用妊娠周数

我们遇见孕妇常常会问对方"怀孕几个月了?"，而在医疗机构，一般不用妊娠月数，而是用妊娠周数。

比如，妊娠55天是妊娠两个月的最后一天 (表)，而在医疗机构，这一天不能称作"妊娠两个月"，而称为"妊娠7周6天"。

预产期 (妊娠40周0天) 前三周到预产期后两周，在这之间的五周之内 (妊娠37周以后到41周为止) 的分娩为"正期产"，超过预产期两周以上的分娩为"过期产"，妊娠22周开始到36周+6天的分娩被称为"早产"。

● 妊娠周数的表示方法 ●

预产期

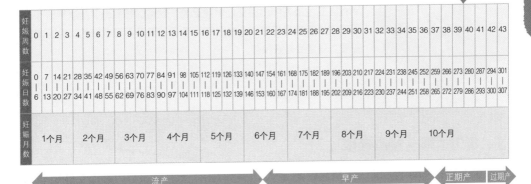

妊娠周数	0	1	2	3	4	5	6	7	8	9	10	11	12	13	14	15	16	17	18	19	20	21	22	23	24	25	26	27	28	29	30	31	32	33	34	35	36	37	38	39	40	41	42	43
妊娠日数	0~6	7~13	14~20	21~27	28~34	35~41	42~48	49~55	56~62	63~69	70~76	77~83	84~90	91~97	98~104	105~111	112~118	119~125	126~132	133~139	140~146	147~153	154~160	161~167	168~174	175~181	182~188	189~195	196~202	203~209	210~216	217~223	224~230	231~237	238~244	245~251	252~258	259~265	266~272	273~279	280~286	287~293	294~300	301~307
妊娠月数	1个月				2个月				3个月				4个月				5个月				6个月				7个月				8个月				9个月				10个月							

← 流产 → ← 早产 → 正期产 | 过期产

温馨提示

注意早期流产!

妊娠11周(不满妊娠12周)之前发生的流产称为"早期流产"。

流产的90%都是早期流产,这个时期最容易发生流产。

早期流产大多是因为胎儿异常引起的。孕妇精神紧张或是过度劳累也会引起流产,所以请一定要注意身体。

在医院多采用妊娠周数

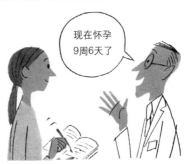

现在怀孕9周6天了

"怀孕9周6天"就是说大概怀孕三个月了

根据统计,90%以上的分娩都是正期产,可以认为这个时期是最为安全的分娩期。

另外,过期产有时候会出现胎盘功能降低的情况,分娩的风险也会随之增大,因此,医生要监视整个分娩过程或提早催产。

如果是早产,婴儿还没有充分长成,需要在NICU(新生儿集中治疗室)中护理一定的时间,以此保证婴儿的成长。

一般来说,妊娠不足28周出生的婴儿,因为不能在母体外继续生存,被视为流产。

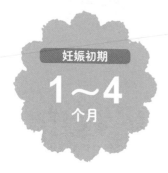

领取母子健康手册

到社区卫生服务中心提交妊娠登记表，就可以领取母子健康手册了。母子健康手册是记录婴儿成长和管理母子健康不可或缺的文件，非常重要，一定要好好保存。

在社区卫生服务中心领取

去医疗机构就诊，确认怀孕之后要尽早去户籍所在社区卫生服务中心提交妊娠登记表。提交妊娠登记表后就可以领取母子健康手册了。

一个孩子发放一本母子健康手册，如果是双胞胎，就要领取两册。

母子健康手册可以记录母亲和孩子的健康状态以及妊娠经过、健康检查结果等。孕检时，医生需要在母子健康手册上记录检查结果等，因此一定要带着。

怀孕期间外出时，在发生紧急情况下，接诊的医生如果能够确认母子健康手册所记载的事项，就会对孕妇的状态更加了解，所以要求孕妇平常也要携带母子健康手册。

人们常常认为母子健康手册只是从怀孕到分娩的记录，而实际上孩子出生后也会经常用到。因为给孩子打预防针以及婴幼儿体检的时候都要用到，一定要保存在随时能够拿出来的地方。

如果怀孕的时候搬家了，这本母子健康手册也可以继续使用。另外，如果丢失了，可以申请再领一本。

积极利用行政服务

在向社区卫生服务中心提交妊娠登记表时，除了领取母子健康手册外，还会收到孕检补助，政府举办的准妈妈学习班、准父母学习班的介绍材料等。

此外，很多地方都有面向孕妇的"孕妇访问指导"的咨询服务，保健师登门拜访，对孕妇妊娠中的健康或生活方面的问题予以指导。

即使没有家访，孕妇只要到保健所或保健中心，便可以向专业人员咨询自己怀孕时的不安或烦恼，并获得帮助。

妊娠、分娩期间一定要积极地灵活利用这些行政服务，不要独自烦恼，而是听取各方面的忠告。自己一个人无法应付的问题，都有可能找到解决的办法。

● 母子健康手册的解读方法 ●

孕检的时候，请医生在"妊娠中的经过"一页中记录测量结果和检查结果。

子宫底长
从耻骨到子宫顶端之间的长度

血压
安静状态下的血压。如果高压在140毫米汞柱以上，低压在90毫米汞柱以上，有妊娠高血压综合征的可能。

就诊日期
孕检就诊的日期

腹围
在肚脐位置，绕肚子一周的长度

浮肿
如果没有浮肿，则表示为"－"，轻度浮肿为"＋"，重度浮肿为"＋＋"。

尿蛋白
检查有无妊娠高血压综合征的先兆。没有发现尿蛋白则表示为"－"，发现少量蛋白为"＋"，发现大量蛋白为"＋＋"。

妊娠周数
孕检时的妊娠周数

妊 娠 中 的 经 过 (1)

就诊日期	妊娠周数	子宫底长	腹 围	血压	浮肿	尿蛋白	尿 糖	其他检查 (含血红蛋白检查)	体重	医生的特别指示事项	医疗单位名称或负责人
		厘米	厘米		－＋＋＋	－＋＋＋	－＋＋＋		千克		

梅毒血清反应	年 月 日 实施			
B型肝炎抗原检查	年 月 日 实施	血型检查	年 月 日 实施	ABO Rh

孕 妇 自 己 的 记 录

末次月经开始日	年 月 日
这次怀孕的初诊日	年 月 日
感到胎动的日期	年 月 日
预产期	年 月 日

○作为即将迎来宝宝诞生的父母有何感想？请记下所思所想吧！
另外，如果有什么担心的事情或是想要咨询的事情也请写在此吧。

※如果出现出血、破水、腹部坠胀要立即就医。

B型肝炎抗原检查
是否感染B型肝炎所进行的检查。阳性记录为"＋"，阴性记录为"－"。

尿糖
为了观察妊娠糖尿病的征兆进行的检查。没有发现尿糖则为"－"，发现少量尿糖为"＋"，发现大量尿糖为"＋＋"。

其他检查
对贫血检查的结果以及出现胎心或胎位异常时进行记录。

体重
记录孕检时测量的体重。如果体重突然增加，则会成为妊娠高血压综合征或难产的原因，需要注意。

医生的特别指示事项
记录有关出血或肚子发胀时的对策，限制卡路里或减少盐分的摄入等医嘱。

梅毒血清反应
检查是否感染梅毒。阳性记录为"＋"，阴性记录为"－"。

孕妇自己的记录
孕妇自己记入"末次月经开始日""这次怀孕的初诊日""感到胎动的日期""预产期"等。

血型检查
为输血等做准备，事先检查孕妇的血型是A型、B型、O型，还是Rh型。

患慢性病的孕妇需要注意什么？

随着医疗技术的进步，从前有慢性病而不能生小孩的人现在也能怀孕生子了。但是，怀孕生子对身体是个很大的负担，所以必须要有所顾忌。

患心脏病的人的妊娠和分娩

心脏病有先天性和后天性，轻度和重度之分，这因人而异。在妊娠和分娩中，心脏的负担是很大的，因此一定要向医生咨询一下，确认自己是否可以怀孕生子。

如果医生认为可以怀孕，那么请心脏病的主治医生介绍一家和其有合作关系的妇产医院。

妊娠8个月左右，腹中胎儿越长越大，因而压迫心脏，对于有心脏病的孕妇来说成为很大的负担。不仅对母体，而且对腹中胎儿来说都有一定的风险。了解了这一点，日常生活中要注意静养。孕妇要定期就诊，在健康管理上尽心尽力，为分娩做好准备。

另外，在分娩的时候，自然分娩中的阵痛对心脏也是个负担，因此有时候会进行产钳助产、吸引分娩，根据情况，医生也会选择实施剖宫产。

患糖尿病的人的妊娠和分娩

患糖尿病的人会因为妊娠而导致糖尿病性视网膜病变或糖尿病肾病恶化。另外还会引发下述风险：母体容易流产、早产，患上妊娠高血压综合征，羊水过多；婴儿容易先天畸形或成为巨大儿，发育迟缓等。请在了解这些前提的情况下，认真咨询糖尿病的专科医生，让医生判断一下自己能否怀孕生子。如果医生认为能够怀孕，请主治医生介绍和其有合作关系的妇产医院。

怀孕期间一定要严格管理好血糖值，因此需要并用食物疗法和胰岛素疗法，在健康管理上不可掉以轻心。

患肾病的人的妊娠和分娩

患有肾病的人，因为妊娠而加重肾脏的负担，导致肾功能低下，容易发生妊娠高血压综合征。肾功能低下会对胎盘产生不好的影响，使腹中胎儿有发育迟缓或流产的危险。鉴于这种情况，患有慢性肾炎等慢性病的人要咨询一下自己的主治医生，在接受肾功能检查之后，请医生判断是否能够怀孕、分娩。

怀孕期间一定要注意静养,定期接受检查,在医生的指导下,对于食物疗法要持之以恒,在严格的健康管理中度过孕期。

甲状腺异常的人的妊娠和分娩

如果患有甲状腺功能亢进症或甲状腺功能减退症,则容易引发流产或早产,而且胎儿发育迟缓的风险比较高。甲状腺功能异常的人一定要和自己的主治医生咨询一下,在接受检查之后由医生判断是否可以怀孕生子。

通过服药,如果甲状腺的激素分泌能够控制在正常范围内,怀孕生子是可能的。怀孕期间,一定要定期接受检查,在医生的指导下服药,坚持做好健康管理。

患有妇科病的人的妊娠和分娩

发病频率最高的是子宫肌瘤,在怀孕后被发现的情况并不罕见。检查一下肌瘤的种类(浆膜下肌瘤、肌壁间肌瘤、黏膜下肌瘤)、位置(宫体肌瘤、宫颈肌瘤),如果是良性、不影响分娩的肌瘤,可以不用管它,进行观察就可以了。很多人都是带着肌瘤妊娠、分娩的,因此要认真向医生咨询,问清情况。

患有子宫肌瘤,除了有先兆流产、先兆早产的风险,还可能因为肌瘤感到疼痛。一定要定期接受检查,在医生的管理下度过妊娠期。

● 有慢性病的人妊娠时需要注意的事项 ●

● 咨询自己的主治医生
事先向一直给自己看病的医生咨询一下是否能怀孕生子

● 让主治医生给自己介绍妇产医院
如果怀孕了,让主治医生介绍有合作关系的妇产医院会更加放心

● 事先做好不能继续妊娠的思想准备
有些药物对胎儿有影响,而有时候不服用这些药物就会危及生命,万一发生这类情况,只能放弃妊娠、生产,对这一点一定要有思想准备

● 一定要遵医嘱,不要逞强
如果医生嘱咐一定要静养等,那么一定要严格遵守医嘱,不要逞强

● 在生活、心理方面确保有贴心人
要有一个能够帮助自己做家务,可以分担不安和烦恼的人

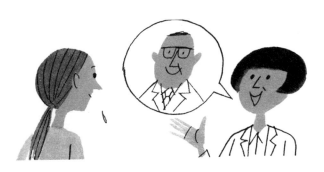

高龄分娩（高龄初产）担心什么？

高龄分娩（高龄初产）虽然容易出现各种状况，但高龄产妇也有一个优势，就是精神及经济方面都有了充裕的准备。一定要充分了解高龄分娩的风险，克服困难，度过怀孕、生产这段时期。

年龄越大风险越高

第一次分娩超过35岁的情况称为高龄分娩（高龄初产）。

从统计数据上看，高龄分娩和34岁以下的分娩相比，妊娠中以及分娩时更容易出现问题。随着年龄的增加，生殖能力和内脏功能降低，体力和肌肉力量都开始减退，因而不可

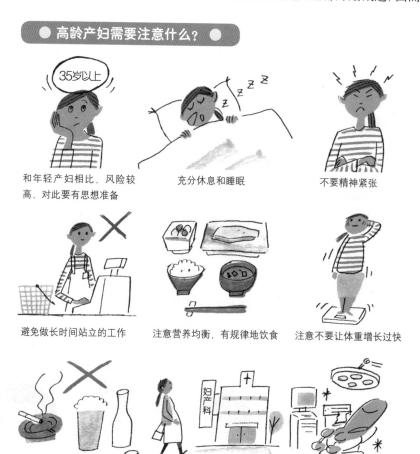

● 高龄产妇需要注意什么？

35岁以上

和年轻产妇相比，风险较高，对此要有思想准备

充分休息和睡眠

不要精神紧张

避免做长时间站立的工作

注意营养均衡，有规律地饮食

注意不要让体重增长过快

戒烟戒酒

坚持做孕检

在具有完善分娩设备的医院生产

否认风险就会增大。高龄产妇容易出现妊娠高血压综合征(参照本书92页),这就需要特别注意怀孕期间的生活习惯(食物、运动和静养等)。

高龄产妇分娩时微弱阵痛(阵痛微弱的状态),子宫口、阴道、会阴不易伸张,有可能使分娩时间过长。而且,与年轻产妇相比,产后身体恢复的时间也更长。

这些风险不仅仅是由年龄引发的,还与每个人的身体状况相关。最近,年过40岁顺利分娩的人也有很多,因此,不要过分担心。

高龄产妇要充分了解自己的妊娠风险。为了将风险降到最低应该注意什么,应该怎么做。

担心先天异常

最令高龄产妇担心的就是婴儿的先天异常。所谓先天异常,就是婴儿出生的时候身心存在缺陷。从轻度到重度的先天异常,如果都计算在内的话,据说每出生20人就有1人存在先天异常。

在患有先天异常的人中,由于染色体异常引起的"唐氏综合征"的发生率为:20多岁的产妇,1000人中有1例;30多岁的产妇,400~700人中有1例;而40多岁的产妇比率很高,100人中就有1例。

以上数据显示,越是高龄产妇,胎儿发生先天异常的概率就越高,这一点不容否认。但是这些只是统计上的数字而已,实际上,年轻产妇也可能生下先天异常的孩子,而很多高龄产妇也能生下健康婴儿。

任何一个人都希望自己的孩子生来健康。但是,先天异常,不论产妇年轻还是高龄,都会有一定的比例出现。只不过这样的事情是发生在自己的孩子身上,还是发生在别人的孩子身上,对此要有所理解。

如果自己生下健康的孩子,就要感谢幸运之神,同时也要想到,虽然自己的孩子是健康的,但也有一出生就有缺陷的孩子。

● 高龄产妇的优势 ●

● 经济上比较宽裕

与年轻时相比,很多人收入更加稳定

● 心态更加平和

因为积累了更多的人生经验,心态上更加平和豁达

● 有很多已经做了妈妈的朋友

有妊娠分娩经验的朋友比较多,容易得到相关知识和信息

● 更加注意健康

感到体力下降,对于健康的考虑更加细致周到

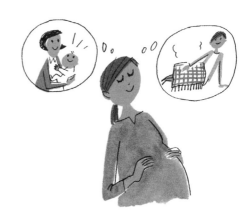

要不要对胎儿进行产前诊断?

先天异常胎儿的染色体异常，通过特别的检查，可以知道其发生的概率。接受这个检查，需要做好心理准备，冷静地接受检查结果。

产前诊断的种类

胎儿先天异常的种类及导致的原因很多，如遗传因素、染色体、病毒或药品的影响等。其中大多数情况下，在婴儿出生之前是不可能知道的，但有一小部分是因为染色体异常而导致的先天异常，可以通过在妊娠中进行特别的检查，来知道其发生的概率。

为了弄清先天异常的概率而进行的检查称为产前诊断（宫内诊断）。

主要的产前诊断有以下三种。

❶ **绒毛检查**。取出胎盘中绒毛组织的一部分，检查染色体有无异常。在妊娠
9~11周进行。这项检查的精度虽然很高，但由于要从子宫口插入采样器具进行检查，容易引发流产。另外，如果在胎儿的器官形成期（妊娠8周以前）进行检查，胎儿有出现畸形的危险，因此最近很少有人做这种检查。

❷ **母体血清标记物**。妊娠15~18周时，抽取孕妇的血液，筛查染色体异常和神经管异常情况。作为前期筛查，用来判断是否需要做有流产风险的羊水穿刺检查。通过测定血液中特定物质的量，得出染色体异常、神经管异常的概率，但该检查不能作为诊断依据。

❸ **羊水检查**。妊娠15~20周时，使用穿刺针插入孕妇子宫内，取出少量的羊水，检查羊水中所包含的胎儿细胞的染色体。通过此检查可以了解染色体有无异常。但是，在抽取羊水时，由于刺激或感染会有流产的危险。在300例中会有1例出现这种情况。

权衡风险利弊

产前诊断中的绒毛检查，检查时间如果太早，有导致婴儿畸形、流产或感染的危险。

羊水检查因为是用针穿刺，也容易造成流产或引发感染。

冒如此大的风险做产前诊断，如果有很大益处的话，那么就是有意义的。但是，通过绒毛检查也不能100%确定染色体是否异常。

虽然通过羊水检查，基本可以确诊是否患有唐氏综合征，但其症状的严重程度并不确定。

是否做产前诊断，夫妻之间一定要好好商量，本着对自己负责的态度进行判断，最终得出结论，这非常重要。

● 做产前诊断需要注意什么？ ●

❶ 关于检查内容，做检查之前一定要认真听取医生的介绍，做到心中有数（比如具体的检查方法、风险等）

❷ 做检查之前一定要确认自己做检查的目的（根据有无异常，终止妊娠，等等）

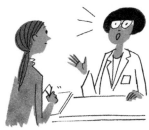

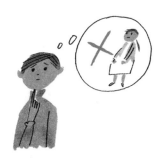

❸ 事先想好各种检查结果（包括异常的概率很大的情况）

❹ 对于检查结果需要的决断以及应负的责任要有心理准备（接受检查，根据检查结果进行判断，一定要和丈夫好好商量，自己要对自己的决定负责任）

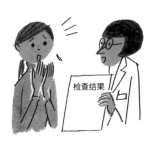

检查结果

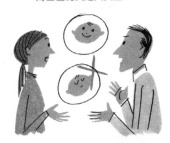

温馨提示

如何接受诊断结果？

根据羊水检查的诊断结果，一旦确认染色体异常，决定不要这个孩子，那么就应该做此项检查。

如果认为即使有缺陷，也要生养这个孩子，那么就没有必要冒着可能流产的风险去做羊水检查，并且也没有必要在妊娠中事先知道孩子有无先天异常。

如果想等诊断结果出来之后再决定是否生育这个孩子，最好不要做羊水检查这样的产前诊断。因为一旦得出胎儿异常的诊断结果，就要面临非常重大的选择难题。虽然羊水检查的结果是正常的，但是如果由于羊水检查而流产，你也许会后悔。

要首先想到最坏的结果，对各种情况考虑周全，再慎重选择是否做羊水检查之类的产前诊断。

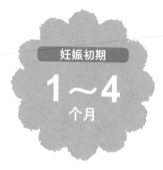

担心流产或异常妊娠的时候怎么办?

据说在妊娠中，大约有10%的孕妇会流产。妊娠初期的流产大多是因为胎儿的原因，从而使得妊娠不能继续下去，最终导致流产。

流产和先兆流产

在妊娠初期容易出现的一个问题是流产。流产就是妊娠不满28周，不知什么原因，子宫内的胎儿死亡或是从母体中流出，使得妊娠终止的情况。

胎儿在子宫内不断发育成长，而孕妇出现出血或下腹疼痛等症状，这种好像要流产的状态称为先兆流产。先兆流产在很多情况下通过治疗和静养，都能避免流产。

不论是流产还是先兆流产，都会出现出血或下腹疼痛的症状。即使出血量很少，可是淋漓不断，还伴有下腹疼痛，这时候一定要马上去医疗机构就诊。

妊娠初期的流产大多是因为受精卵异常引起的，不是孕妇或医生通过努力就能避免的。虽然对女性来说，怀孕后流产是件令人伤心的事情，但不要自责，可以等待下次怀孕。即使经历了流产，也几乎不会影响下次妊娠。

流产的种类

根据状态，可以将流产分为不同的种类。不论哪种情况，都需要手术或处置。

- **难免流产**：由先兆流产发展而来，胎盘剥离，子宫口扩张，导致流产。出血量多，伴有阵痛一般的疼痛。
- **稽留流产**：胎儿在子宫内死亡后残留的状态。没有自觉症状，通过超声检查等才能发现。
- **完全流产**：胎儿和胎盘完全剥离，完全流出的状态。
- **不完全流产**：虽然胎儿和胎盘已经剥离流出，但有一部分还留在子宫内的状态。

异常妊娠

妊娠初期，除了流产，出现的不良症状还有异常妊娠。异常妊娠有子宫外妊娠（宫外孕）和葡萄胎等。

● 流产和异常妊娠 ●

流产的种类	异常妊娠的症状

难免流产

由先兆流产发展而来的不可避免的流产，胎盘剥离，子宫口扩张，导致流产。出血量多，下腹部感到剧痛

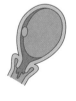

稽留流产

没有自觉症状，胚胎在子宫内死亡的状态

完全流产

胎儿和胎盘完全剥离，完全流出的流产。出血少，下腹部有轻微疼痛

不完全流产

虽然胎儿和胎盘已经流出，但有一部分还残留在子宫内的状态。出血较多，下腹部持续疼痛

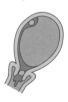

宫外孕

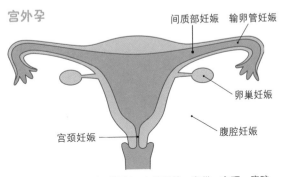

间质部妊娠　输卵管妊娠

卵巢妊娠

腹腔妊娠

宫颈妊娠

本应在子宫内着床的受精卵，在输卵管、卵巢、宫颈、腹腔等部位着床，妊娠不能继续下去的状态。少量出血并伴有下腹部疼痛。如果在输卵管着床，随着受精卵的成长造成输卵管破裂，引起大出血和剧烈疼痛。如果早期发现的话，可以通过腹腔镜摘除输卵管

葡萄胎

胎盘组织的绒毛异常增殖，胎儿被吸收，成为葡萄珠状的水泡充满子宫。患上这种病，会出现接连不断地出血、肚子发胀、孕吐的症状。可以通过诊刮术进行治疗，但是由于有发展成绒毛癌的危险，手术后也有必要进行定期观察

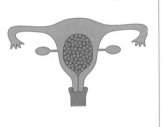

所谓的宫外孕，就是本来应该在子宫着床的受精卵，却在输卵管、卵巢、腹腔等处着床。如果在输卵管着床，最后引起输卵管破裂是非常危险的。

所谓的葡萄胎是因为受精卵异常，子宫内的绒毛异常增殖，胎儿被吸收的疾病。

不管是宫外孕还是葡萄胎，现在都可以通过超声检查在怀孕初期被发现。

温馨提示

流产了怎么办?

如果流产了，为了不让胎儿和胎盘残留在子宫内，需要接受手术和处置。手术后需要静养一周。

再度怀孕一定要等子宫内膜完全恢复之后。一般来说，在月经顺利来三次以后，才能再次怀孕。

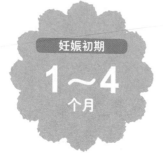

怎样应对妊娠反应？

据说70%左右的孕妇都会出现呕吐或食欲不振等妊娠反应。严重的时候，容易引起营养不良或脱水症状，需要住院治疗。

妊娠反应的症状

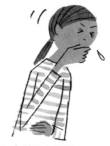

● 空腹时感到恶心

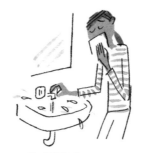

● 频繁地呕吐

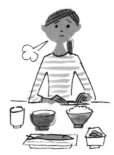

● 没有食欲

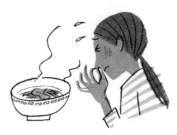

● 对气味变得敏感

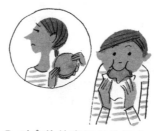

● 对食物的喜好发生改变

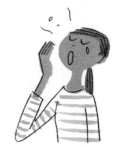

● 感到困倦乏力

原因不明，因人而异

很多女性在怀孕时都出现恶心、食欲不振、呕吐等症状，深受孕吐之苦。

引起妊娠反应的原因还不明确，据说是母体由于要适应妊娠而引起的身体变化，或者是突然发生的激素平衡的变化导致自律神经不调。

每个人的妊娠反应差别很大。出现得早的孕妇在第4~6周就开始有妊娠反应，大多数孕妇的妊娠反应在第12~16周就会消失。但是，也有一些孕妇的妊娠反应一直持续到妊娠后期。

妊娠反应的程度也各有不同，有人比较轻，不影响日常生活，而有人情况比较严重，整天呕吐不断，导致营养不良或出现脱水症状。

● 战胜妊娠反应的妙招 ●

出门时随身携带糖果或口香糖

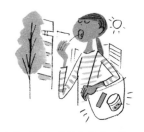

空腹时更容易恶心想吐，常备一些可以随时吃的东西

想吃的东西一点一点地吃

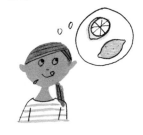

妊娠反应严重的时期，不要勉强，而是将想要吃的东西分成小份儿进食

选择吃些冷的、容易吞咽的食物

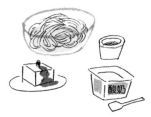

因为热的食物气味较重，可以放凉了再吃。建议吃些凉面、酸奶、凉拌豆腐之类的食物

找到喜欢的事情，专心致志去做

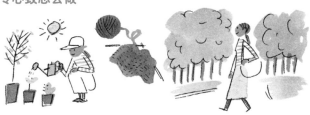

集中精神去工作或做事时，就不太容易感受到妊娠反应，因此专心做些手工、园艺或自己喜欢的事情比较好

通过散步或购物改变心情

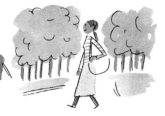

与其宅在家里，不如出去走走，改变心情，就不容易出现妊娠反应了

这种情况要去医院！

◆ 一天呕吐好几次，什么也不能吃
◆ 尿减少
◆ 一周体重减掉2千克以上

需要住院治疗的妊娠剧吐

　　呕吐不断，几天下来基本上不能吃东西，体重急剧下降，出现这些症状就是严重的妊娠反应，称为妊娠剧吐。

　　妊娠剧吐如果持续恶化会出现发烧、意识障碍、肝功能障碍，进而危及母子的生命，因此要立刻到医疗机构就诊。

　　如果出现妊娠剧吐，需要住院治疗一段时间，通过点滴补给营养，达到调理好身体的目的。通过住院治疗，大多数孕妇的身体都能恢复。

　　不安紧张、过度劳累都会加重妊娠反应，因此在怀孕期间一定不要逞强，尽可能地悠闲生活，保持精神愉悦。

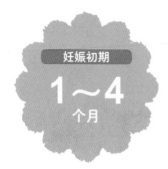

妊娠初期有哪些小麻烦?

除了妊娠反应，身体在妊娠初期也容易发生一些变化。其中有些变化会让人感到不快，但很多情况下都不是什么大问题，不必担心。

犯困或乏力

妊娠初期，孕妇有时会感到身体发热、浑身无力或是昏昏欲睡。之所以出现这些症状，据说是身体为了妊娠的延续，需要分泌更多的黄体激素所导致的，而这些症状会持续到胎盘完成生长的妊娠中期左右。整整一天，困乏不堪，无法工作，也懒得做家务，这种时候一定不要逞强，可以小睡一会儿，休息一下。

头痛或耳鸣

妊娠初期，由于怀孕而感到不安或紧张，容易导致精神不太稳定。有些孕妇会因为精神压力或疲劳出现头痛或耳鸣。

消除这类头痛，最好不要服用治疗头痛的药物，而是出去走走，换换心情，或是好好休息一下。不要过分在意自己身体的变化或生活环境的变化，无拘无束、心情愉悦地享受怀孕生活，这样能有效地预防头痛或耳鸣。

尿频

妊娠2~3个月，子宫开始变得越来越大，膀胱受到压迫，孕妇会总想去厕所小便。因为是膀胱受到刺激才有了尿意，而实际上尿量很少，即使如此也不要憋着，一定要去小便。

白带

妊娠初期，受激素分泌的影响，白带的量会增多。白带的特征为白色或奶油色，没有气味。如果是这样的白带增多的话，不必担心。注意常换内裤，或是垫上市场上出售的护垫，保持清洁。如果白带中混有脓状物，有异味，且阴部感到瘙痒时，有可能是阴道炎或外阴炎，这时一定要去医院就诊。

● 妊娠初期的其他不适 ●

● 腰痛

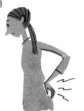

从子宫变大开始，腰部周围会有违和感。虽然真正开始腰痛是在妊娠中期以后，但是如果感到腰痛，可以改变一下姿势或出去散散步

● 便秘、腹泻

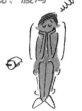

由于激素分泌打破了自律神经的平衡，肠子的蠕动变慢，容易出现便秘。而有些孕妇则会出现腹泻。过一段时间，这种症状就会不治自愈，如果还是不好，就要向医生咨询一下

妊娠初期感到肚子发胀

因为子宫越来越大，腰部会感到沉重，大腿根酸胀，一般休息一会儿，这种症状就会消失。但是，如果出现痛经一样的下腹疼痛，就要注意防止流产

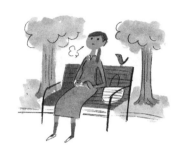

● 雀斑

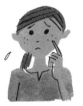

由于激素分泌的影响，黑色素增加，容易出现色素沉着，雀斑也变得更加明显。出门时，一定要做好紫外线防护，不要暴晒

● 口内的不快感

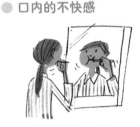

由于激素平衡发生了变化，唾液减少，容易出现虫牙、牙周病、牙龈出血等症状。一定要注意保持口腔清洁，如果牙疼，要去牙科就诊。就诊时，一定要告诉医生你正在怀孕

为了预防流产，应该避免下列事项

◆ 剧烈运动
◆ 过劳和受凉
◆ 精神过度紧张
◆ 从事腹部用力的工作或动作
◆ 频繁地上下楼梯

皮肤瘙痒或干燥

因为激素平衡的变化，有时会感到皮肤干燥、瘙痒。妊娠中，由于容易出汗，更觉得瘙痒难忍。皮肤感到干燥的时候可以使用保湿霜。出汗的时候可以经常冲澡，注意保持皮肤清洁。

头发发干出叉或是掉发

妊娠中，由于激素平衡的变化，头发发干出叉，没有弹性，容易掉发。有些孕妇除了头发之外，体毛也会受激素分泌的影响而变得稀疏。也有些人与之相反，体毛反而会变重。无论哪种情况，随着产后激素分泌趋于平衡，这些症状就会随之消失，因此不必为此担心。

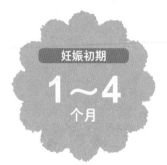

职业女性如何度过孕产期？

为了在度过孕产期之后继续工作，需要有效地利用有关制度，求得周围人的理解，这一点非常重要。另外，也要更加注意保持身体健康。

要早些告知上司

这些年，工作中的女性怀孕、分娩、育儿的情况已经屡见不鲜了。对此，社会制度在一点点地健全起来，企业和社会对此也越来越理解。

在现实中，因为孕产而休假，不得不优先保养好自己的身体，这难免会给工作单位的上司、同事以及客户增加负担。

如果想在一个单位长期工作下去，要有所顾忌，不要让周围的人感到不安或不满。

首先，将自己怀孕的事情以及预产期早些告知上司。根据需要，和上司商量一下，能否错峰上班或调整工作时间和工作内容。另外，将自己怀孕的情况告诉工作单位的亲密同事，使同事们可以理解自己，并成为咨询的对象，这样的话心里就会踏实许多。

● 怀孕期间，工作时需要注意的地方 ●

● 避开上下班高峰　● 避免站立的工作　● 身体不要受凉　● 不要长时间工作

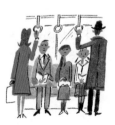 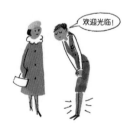 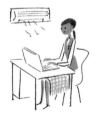 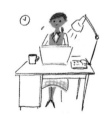

注意错峰上下班，尽量不要在高峰时段乘车。有空座位的时候尽量坐着

长时间站立的工作对下半身有很大的负担，应该避免。如果不得不站着工作，可以请求上司给自己调换一下工作内容等

不仅冬天要注意保暖，夏天也要注意空调的冷气。下半身如果受凉了，早产等的风险就会提高

即使身体状况良好也不要逞强。尽量不要加班，注意保持体力

怎样获得产假、育儿假

我国《女职工劳动保护特别规定》第七条指出：女职工生育享受98天产假，其中产前可以休假15天；难产的，增加产假15天；生育多胞胎的，每多生育1个婴儿，增加产假15天。女职工怀孕未满4个月流产的，享受15天产假；怀孕满4个月流产的，享受42天产假。

根据工作单位或雇佣形态等的不同，准许育儿休假的时间长短各不相同，事先要调查清楚。因此，到妊娠中期时，要事先通知上司什么时候开始休产假，预计什么时候回来工作。

怀孕期间，由于身体会出现突发情况，经常请假的可能性很大，因此要早些做好工作的移交。

产后孩子的托管

产后重新工作的重中之重就是找到可以托管婴儿的托儿所。可招收0岁婴儿的托儿所很少，托儿费比较便宜的公立托儿所几乎都是满员状态，等待入园的儿童很多，实际上很难入园。

孩子入托时才去找托儿所，往往找不到。从怀孕时开始，就去附近找一找孩子能去的托儿所，看看这些托儿所能够从几个月开始招收，另外，入托申请的手续和日程以及申请方法也要事先做好调查。

公立托儿所因为满员不能如愿，这种情况也要考虑，因此可以找一个保育理念明确可靠，人员配置充足的私立托儿所作为备选。

● 职场妈妈可以依靠的制度 ●

为了支持职业女性的怀孕、生产和育儿，根据《女职工劳动保护特别规定》，职场妈妈的各种权利都受到保护。

● 产前、产后的休假

女职工生育享受98天产假，其中产前可以休假15天。

● 禁止孕妇从事危险有害的工作

女职工在孕期不能适应原劳动的，用人单位应当根据医疗机构的证明，予以减轻劳动量或者安排其他能够适应的劳动。对怀孕7个月以上的女职工，用人单位不得延长劳动时间或者安排夜班劳动，并应当在劳动时间内安排一定的休息时间。

● 为了孕检去医院可以休假

女职工妊娠期间在医疗保健机构约定的劳动时间内进行产前检查(包括妊娠十二周内的初查)，应算作劳动时间。

● 休假中不得被解雇

用人单位不得因女职工怀孕、生育、哺乳降低其工资，予以辞退，与其解除劳动或者聘用合同。

● 授乳时间

婴儿一周岁内每天两次授乳时间，每次30分钟，也可合并使用。

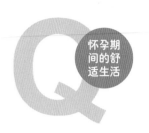

饮食生活方面需要注意什么？

怀孕期间在饮食生活方面，注意不要让体重过度增长，还要注意营养均衡，这些极为重要。另外，在出现孕吐、便秘等症状时，要根据身体变化精心制订菜单。

体重增长控制在7～12千克

怀孕期间，腹中胎儿正在成长，胎盘和羊水也正在形成，体重增加是非常自然的事情。但是，如果体重增长过多，分娩时容易出现问题，容易引发妊娠高血压综合征或妊娠糖尿病等。适当控制体重的增长，这很重要。然而也不要过分控制体重的增长，因为那样做会物极必反，容易引起贫血，影响胎儿的发育。

一般来说，怀孕之前BMI[体重（千克）÷身高^2（米）]为18.5～25.0的标准体重的人，在怀孕期间体重增加目标为7～12千克，BMI不足18.5的偏瘦的人，在怀孕期间体重增加目标为9～12千克，BMI为25.0以上肥胖的人，在怀孕期间体重增加目标为5～7千克。

为了控制体重，在饮食上要少摄取热量，但胎儿生长必不可少的蛋白质、维生素、矿物质的摄取量不能减少，关键是减少摄入容易成为脂肪的糖分和油脂。

◎ 为了顺产要进行体重管理 ◎

● 每天测量一次体重

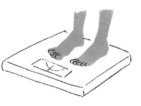

● 注意不要过量饮食

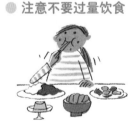

● 吃少盐少油的食物

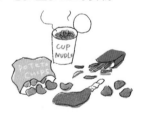

● 加餐适量，不要吃夜宵

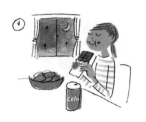

● 做好家务

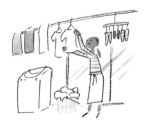

● 养成有规律的生活习惯

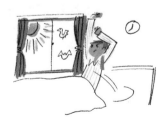

饮食多样化,量质并重

一方面要控制能量的摄入,另一方面要考虑营养均衡,因此吃饭的时候不能只是调节饭量,还要重视饭菜的质量。

■ 主食

每顿饭,如果是米饭,用小碗平平地盛2碗就行,如果主食是面包,2片为好。在怀孕过程中,每天的盐分摄取量在8克以下比较好,注意不要过量食用含盐量较高的食物。

■ 主菜

肉、鱼、豆腐、鸡蛋等各色食品要换着样地吃。肉要选脂肪较少的瘦肉,可以经常吃鱼。

■ 配菜

吃一些用蔬菜、海藻、菇类等制作的沙拉、煮菜或凉拌菜。绿黄色蔬菜中含有丰富的胡萝卜素、维生素、叶酸,可以多吃一些。

■ 加餐

吃一些平时吃饭时不常吃的牛奶、乳制品、水果。水果中含有果糖,所以不要吃太多,吃太多会导致热量摄取过多。

加餐作为饭后甜点,一定要注意适量。

● 孕妇膳食标准(一天的量) ● 身体活动水平I

* 身体活动水平I:生活中大部分情况下坐着,比较清闲安静

		非孕妇	孕妇的增加量	
			中期	末期
1类	肉或鱼	60克	+20克	+20克
	豆制品	100克(1/3块)		
	鸡蛋	50克(1个)		
2类	乳制品	300克		
3类	绿黄色蔬菜	蔬菜总量为350~400克(其中绿黄色蔬菜要占1/3)	+50克	+50克
4类	其他蔬菜、海藻、菇类			
	水果	100~200克		+50克
5类	米饭	150克	+50克	+70克
	面包	100克(1.5片)		+20克
	面条	240克		
	薯类	70克(土豆2/3个)		
	砂糖	10克		+10克
	点心	20克	+10克	+20克
6类	油脂	20克(大勺1.5勺)	+5克	+5克

资料:母子·爱育会·爱育医院编著《爱育医院的顺产菜谱》

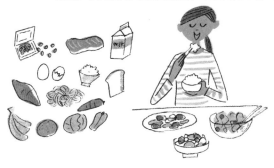

感觉体重过高时怎么办?

怀孕期间的体重管理要从妊娠初期开始，这非常重要。因为妊娠中期之后，再减掉已经增加的体重是很困难的。

从妊娠中期开始，腹中胎儿越长越大，胎儿的发育需要摄取充分的营养，因此最好不要在此期间不顾后果地节制饮食。

如果发觉体重的增加幅度变大，一定要早些改变自己的膳食。

怀孕期间的热量摄取量为每天2150卡路里，可以将主食减少到一半（米饭的话，每顿饭一小碗），做菜的时候，油脂减半（减少油炸食品或炒菜，多做些煮菜或是烤菜），加餐时的点心、水果也要减半。这样，每天摄取的能量就会控制在1600卡路里之内。

用上述方法，主菜和配菜的量都没有减少，因此也不会缺乏确保孕妇和胎儿健康的营养。

妊娠反应强烈的时候怎么办?

妊娠反应强烈的时期多出现在妊娠初期到中期，腹中胎儿还很小，不需要很多营养。因此，不必考虑会影响胎儿，也没有必要难受的时候非吃不可。

有些孕妇空腹时妊娠反应更加强烈，为了抑制妊娠反应，一直在吃零食。但是如果在妊娠反应期间体重增加过多，到妊娠中期之后，体重就很难控制了，因此可以吃些能量低的零食。除了吃东西，最好考虑一下愉悦身心的其他方式。

怀孕时贫血怎么办?

怀孕期间血液量虽然增加了，但红细胞没增加多少，因此容易引发贫血。

● 减少食物热量的妙招 ●

● 做饭时少放油

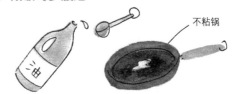

不粘锅

使用不粘锅，或者把菜用热水焯一下，这样做菜时可以少用油

● 选择脂肪少的肉

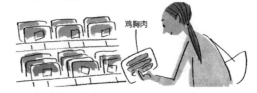

鸡胸肉

买肉的时候，选择脂肪少的部分。建议选择瘦肉或鸡小胸等

● 通过增加水分增强饱腹感

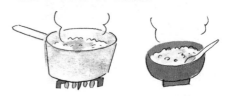

杂煮或烩饭，虽然米饭量比较少，但会让人有饱腹感

怀孕期间，贫血的原因90%以上是因为造血成分中的铁不足。为了改善缺铁性贫血，就要摄取制造红细胞中血红蛋白的铁和蛋白质，为了促进铁的吸收，还要摄取维生素C。

含铁丰富的食品有肝、瘦肉、沙丁鱼、鲭鱼等青鱼类、贝类，以及海藻类、鱼干类等。维生素含量丰富的食品有柠檬、草莓、奇异果、西蓝花等，另外薯类的维生素含量也很多。

如果通过食物疗法，贫血还得不到改善的话，这时医生会让孕妇补充一些铁剂。铁剂和具有化学作用的一般药物不同，不会对胎儿产生不良影响。如果医生给你开了铁剂，就按医嘱服用。

怀孕时便秘怎么办？

怀孕期间受激素的影响，子宫变大，压迫肠道，影响肠道的运动，很多女性会出现便秘。因此要注意生活规律，适当运动，同时多吃一些可以促进肠道蠕动的富含食物纤维的食品，养成良好的饮食习惯。

富含食物纤维的食品有牛蒡、西蓝花、萝卜干、奇异果、香蕉、蘑菇、海藻类、糙米、胚芽米等。

此外，牛奶或酸奶也有帮助缓解便秘的作用，多喝水也有一定的效果。早晨起床后喝一杯凉水，刺激肠道，肠道活动会更加活跃。

● 缓解便秘的饮食妙招 ●

● 好好吃早饭

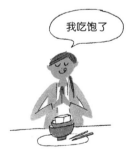

我吃饱了

早饭可以刺激肠道，形成排便规律

● 与白米相比，糙米更好

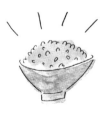

糙米比白米含有更多的食物纤维，要吃以糙米为主的米饭

● 切菜的时候顺着纤维切

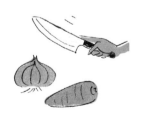

做饭时切菜要顺着纤维切

● 喝牛奶或酸奶，吃柑橘类水果

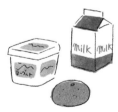

milk milk

这些食物具有刺激肠道的作用，具有改善便秘的效果

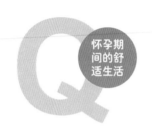

必须要戒烟戒酒吗？

吸烟的孕妇容易流产，因此知道自己怀孕了要马上戒烟。
酒精也会通过胎盘传给胎儿，所以尽量不要喝酒。

死产或低体重儿的出生风险比较高

在怀孕期间吸烟对母体以及腹内胎儿都不好，知道自己怀孕了要马上戒烟。
怀孕期间吸烟的坏处如下：

● 妊娠22周以后的死产以及出生后不到一周的婴儿死亡较多

● 流产率高

● 早产的概率高，婴儿容易成为低体重儿

● 婴儿患先天性心脏血管畸形的比较多

● 怀孕期间容易引发综合征，分娩时不顺利的情况比较多

此外，相比不吸烟的孕妇，吸烟孕妇所生的孩子在智力和运动能力上比较差。

越早戒烟越好

腹中胎儿是通过胎盘和母体相连接的，香烟的成分通过胎盘也可以传给胎儿。

香烟中含有上百种有害物质，特别是其中的尼古丁、一氧化碳、氰化氢这些成分妨碍胎儿的发育，甚至危及胎儿的生命。

吸烟量越大，危害就越大。明白这个道理，就要早些开始戒烟，即使早一天也好。

一起居住的家人吸烟会使得孕妇被动吸烟，从而影响腹中胎儿，因此全家人都要戒烟。

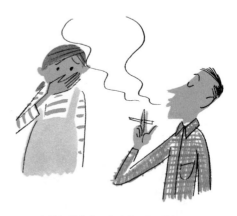

有孕妇的家庭，家人也不要吸烟

● 吸烟产生的不良影响 ●

● 死产、流产的风险大

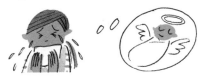

● 容易早产，生出低体重儿

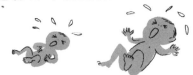

● 婴儿先天缺陷的风险大

● 通往胎盘的血液循环不良，怀孕期间、分娩时容易出现异常

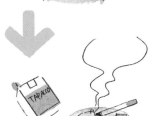

知道怀孕了就要戒烟！

● 饮酒产生的不良影响 ●

因为习惯性饮酒

可能引发**胎儿酒精综合征**

● 什么是胎儿酒精综合征？

饮酒频度高和饮酒量大的孕妇所产下的婴儿出现的智力缺陷、发育缺陷、特有面部缺陷等疾病

怀孕前3个月的风险比较高，因此知道怀孕了再戒酒已经晚了。正在备孕的女性，**在怀孕之前就要戒酒！**

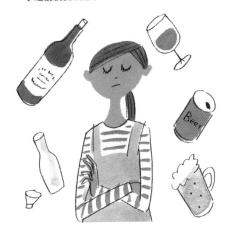

过量饮酒产生的影响

饮酒对腹中胎儿产生的影响是不容忽视的。有报告指出，在怀孕期间，经常饮酒的孕妇和不饮酒的孕妇相比，饮酒的孕妇更容易生出低体重儿，孩子更容易出现智力缺陷或发育缺陷。

如果孕妇患有酒精依赖症，孩子出现畸形或情绪不稳定、发育不良等症状，也就是患"胎儿酒精综合征"的风险会增大。

饮酒对妊娠初期的影响很大。女性觉察到自己怀孕后再戒酒已经来不及了。在有可能妊娠的时候，就不应该喝酒。

酒和烟一样，其成分都可以通过胎盘传给胎儿。怀孕期间注意不要喝酒，即使喝，也要少喝一点。

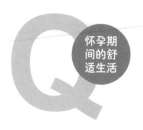

Q

什么药可以吃，什么药不能吃？

知道自己怀孕的时候，已经吃过的药是否对胎儿有影响真是让人惴惴不安。如果吃的是市场上贩卖的非处方药的话，基本上没有影响，可以放心。

怀孕4~7周时应该谨慎服药

服药对腹中胎儿影响最大的时期是怀孕4~7周。因为在此期间，胎儿的中枢神经、心脏、四肢、眼睛、消化器官等重要器官正在形成。如果在这个时期服用了致畸性（可能导致胎儿畸形）药物，有可能对胎儿的身体产生影响。想要怀孕的话，考虑到排卵后有可能会怀孕，应该谨慎服药。

即使妊娠8周以后，药物对胎儿的影响也不会完全消除。知道自己怀孕了，不要根据自己的判断用药，一定要到妇产科就诊，咨询医生自己可以吃什么药。

不知道怀孕，担心已经服用的药会……

知道怀孕之后，担心自己以前服用的药物会对胎儿有影响，这时一定要向医生说明已经服药之事。告诉医生你是在什么时候服用了什么药，药量是多少。

如果是市场上贩卖的药品，一般不会有很大影响，基本上无须担心。如果医生告诉你没有关系，你也就没有必要再为此担忧了。有人担心会不会生出有缺陷的孩子，即使没有药品的影响，也有先天缺陷的婴儿。不要拘泥于此，要振作精神，心情愉快地度过妊娠期。

妇产科医生开的处方药

怀孕期间，妇产科的医生也可能会给孕妇开处方药。孕妇生病和身体状况不好的时候，医生看过后给孕妇开的处方药是可以放心服用的。医生会考虑到对腹中胎儿的影响，使用安全的药品，对用量以及服用期间的注意事项做出指示，只要遵从医嘱就行了。

如果被细菌感染了，医生可能会开一些抗生素，他们一般会选用对胎儿影响小的药品，不用担心，按照医嘱服用就好了。

● 怀孕期间服药的注意事项 ●

● 月经过期不至，有可能是怀孕了，因此尽量不要服药

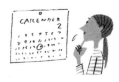

● 妊娠初期尽量不要服药

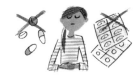

● 医生开药时，一定要告诉医生你怀孕了

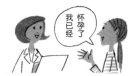

● 即使是非处方药，也要到妇产科咨询医生之后再服用

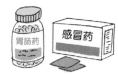

● 医生开的处方药可以放心服用

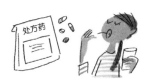

● 用法、用量一定要遵医嘱

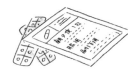

用于医疗的危险药物

● 妊娠初期如果服用这些药物，会使胎儿的身体产生缺陷
- 四环素类抗生素
- 激素药
- 抗癫痫药
- 抗癌剂
- 体卡松
- 华法林
- 肾上腺皮质激素（类固醇剂）
- 维生素A、维生素D、秋水仙碱

● 在妊娠中后期服用会发生危险的药物
- 镇痛、消炎药
- 抗组胺药
- 氯霉素
- 糖尿病治疗药
- 氨基苷类抗生素

＊除了上面所列的药品之外，孕妇服用后有危险的药品还有很多，因此在服用之前一定要咨询主治医生，服药要慎之又慎

如果孕妇患有缺铁性贫血，医生有时会给你开补铁剂。补铁剂可以帮助胎儿发育，没有坏处，请放心服用。此外，医生也会根据需要，给孕妇开一些控制孕妇肚子发胀或治疗便秘等的药物。不论哪种药物，遵从医嘱服药都是安全的。

温馨提示

怀孕前吃的药，自己丈夫吃的药

怀孕前吃的药对胎儿基本上没有影响。除了治疗干癣、痛风等特定的药物之外，基本上都没有问题。

有些孕妇还担心自己丈夫吃的药会不会对胎儿产生影响，市场上出售的感冒药之类的药基本上没有问题。自己丈夫吃的药虽然会对精子产生影响，但是如果是不健康的精子就不会让卵子受精，因此完全没有必要担心是否会影响胎儿。

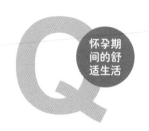

怀孕期间生病了怎么办?

怀孕期间如果生病了,孕妇就会担心会不会对胎儿产生不良影响。因而我们要了解一下怀孕期间需要注意的疾病以及易患的疾病。

妊娠初期的风疹

感冒或流感、腮腺炎、风疹等疾病是被病毒或细菌感染,引起发烧、出疹子、头痛、呕吐等症状,这类疾病被称为感染症。

一般来说,很多感染症都不是什么让人担心的疾病,但如果是在怀孕期间患病,就会担心是否对胎儿有不良影响。

在这些疾病当中,最容易对胎儿产生影响的疾病是风疹。有数据显示,如果孕妇在妊娠初期患此病,容易生出先天异常的婴儿。

婴儿的先天异常根据孕妇患风疹的时期不同而不同,患病时如果正好是胎儿眼睛的形成期就会出现眼睛缺陷;如果正好是耳朵的形成期,就可能会出现耳聋;如果正好是心脏的形成期,可能容易引发心脏病。

正在备孕的女性,在怀孕之前最好做一个风疹的抗体检查,如果是阴性的话,就要事先接种风疹疫苗。因为风疹疫苗是活疫苗,所以怀孕后是不能接种的。风疹流行的时候,要减少外出,预防风疹一定要做到万无一失。

不必担心感冒?

怀孕期间,孕妇的抵抗力和免疫力变低,因此容易患感冒等疾病。平时一定要注意健康管理,这很重要。

孕妇即使患了感冒,感冒的病毒或高烧也不会造成胎儿的发育缺陷。但是,如果感冒总是不好,母体的体力就会降低,这样也会给胎儿造成负担。感冒或发烧的时候,一定要去就诊,咨询医生。

还有一种说法是孕妇如果患流感,病情容易加重,在流感流行期,事先接种流感疫苗会让人比较放心。流感疫苗的副作用极为少见,也没有导致胎儿异常的先例。虽然没有必要过分担心,但还是要和医生咨询一下,再决定是否要接种疫苗。

麻疹、水痘、腮腺炎等基本上不会对胎儿产生影响,但也不能完全排除出现异常的情况,所以一定要积极预防,不要感染这类疾病。

产道感染的可能性

母亲对胎儿的感染不仅仅在怀孕期间会出现，在分娩时，胎儿通过产道的时候被感染的情况也时有发生，这样的感染被称为产道感染。

有产道感染可能性的感染症主要是衣原体、性器官疱疹等。比如说，因为衣原体的产道感染，婴儿可能患结膜炎或衣原体肺炎，而感染生殖器疱疹，婴儿可能患死亡率很高的新生儿疱疹。

夫妻任何一方患有性感染症都会传染给另外一方，因此夫妻必须齐心协力地积极预防、治疗。

● 预防感染症的知识 ●

● 因为怀孕期间免疫力低下，要意识到自己容易患感染症

● 从外面回来一定要洗手漱口

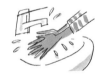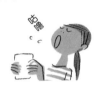

● 不要乘坐拥挤的轻轨电车，不去人多的地方

大甩卖

● 感冒或流感流行期间，减少外出

● 行房事的时候使用避孕套

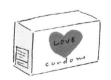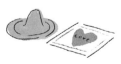

● 对胎儿有危险的感染症 ●

感染症的种类

风疹
没有抗体的孕妇在妊娠初期患病的话，婴儿会出现白内障、耳聋、心脏畸形等症状，患有先天性风疹综合征的危险也会增大

传染性红斑病
妊娠中，孕妇如果患病，胎儿会出现贫血、水肿。发病率仅在2成左右

衣原体
婴儿在产道感染会患结膜炎或肺炎

生殖器疱疹
在产道感染上生殖器疱疹，婴儿可能患死亡率很高的新生儿疱疹

霉菌性阴道炎
婴儿在产道感染上，可能会患鹅口疮

乙肝
在产道感染上，婴儿也会带有乙肝病毒。为了预防，婴儿出生后，要分四次接种疫苗

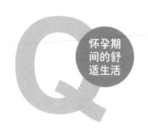

怀孕期间如何行房事？

怀孕期间，女性在工作和生活方面的限制越来越多，从女性的角度看，自己要忍耐，而丈夫却能随心所欲，这时孕妇容易对此心生不满。因此夫妻之间亲密恩爱，多多沟通非常重要。

一定要重视亲密恩爱

怀孕期间，虽然对即将出生的宝宝充满了期待和喜悦，但在工作和生活上，和怀孕之前自由自在的生活相比，女性受限之处随之增多，不免会有一些不满情绪。

而与自己相反，丈夫的生活和工作没有变化，因此在孕妇眼中，他还是那么自由潇洒，随心所欲。如果孕妇认为怀孕生子只是自己一个人有负担，那就容易和丈夫之间产生距离。

怀孕期间，由于身体的变化，性欲减退的女性也不在少数。

以上各种原因综合起来，会导致孕妇和丈夫的交流变得越来越少。

为了即将出生的宝宝，夫妻之间要更加互相信任，互相支持。宝宝出生前的二人世界非常难得，正因为如此，就更应该重视和丈夫的亲密恩爱，加深夫妻感情。

怀孕期间如何安全放心地做爱？

有人担心怀孕期间做爱容易流产，对胎儿不好，不过只要稍加小心，也没有必要那么担心。

怀孕期间，安全放心地做爱可以加深夫妻感情。为此，需要注意下面5个问题。

❶ 不要用压迫肚子的体位

特别是在妊娠中期到末期这段时间，要采取不压迫肚子的体位。

❷ 如果出血，就不要做

怀孕期间，阴道和子宫的血流量比较多，因此容易出血。如果子宫出血的话，会导致流产或早产，因此，如果在做爱的过程中出血，就要立刻停止。

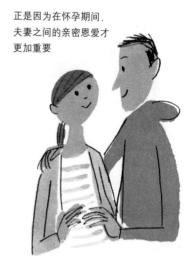

正是因为在怀孕期间，夫妻之间的亲密恩爱才更加重要

● 安心行房事的体位 ●

怀孕期间要避免的体位	怀孕期间推荐的体位	
后背位 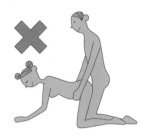 因为插入较深，怀孕期间应该避免	正常位 （妊娠初期至中期） 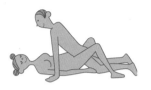 不要压迫女性的肚子。男性伸出胳膊，注意不要将体重压在女性身上	前侧位 （妊娠初期至后半期） 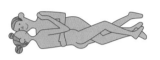 男性和女性侧卧，脸对脸。不会压迫女性的肚子，插入比较浅，所以安全
屈曲位 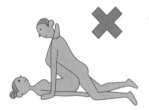 不仅压迫女性肚子，而且插入也比较深，因此怀孕期间要避免	后侧位 （妊娠初期至后半期） 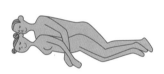 侧卧，男性从后面靠近女性。这样的体位不会压迫女性的肚子，插入比较浅，因此安全	座位 （妊娠初期至后半期） 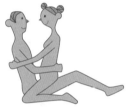 女性坐在男性大腿上。这个姿势的优点是女性可以调节插入的深度

❸ **肚子发胀时不要做**

感到肚子发胀的时候是子宫正在收缩，所以不要做爱。即使是在做爱的过程中，如果感到肚子发胀也要立刻停止。

❹ **使用避孕套**

为了防止性感染症，一定要使用避孕套。另外，为了预防各种感染，要比平时更注意清洁卫生。

❺ **不要勉强**

如果不想做爱或是身体不舒服的时候，一定要直接和丈夫讲明情况，得到丈夫的理解。即使不能做爱，也可以通过接吻、互相抚摸等达到夫妻心意相通，互相理解。

怀孕期间做爱，重要之处在于夫妇之间要心意相通，身心相合，互不勉强，温柔体贴。

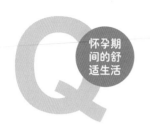

Q 怀孕期间做什么运动比较好？

为了防止体重增加，保持健康，一定要做一些适当的运动。建议做做孕妇体操、孕妇游泳、孕妇健步等。

● 适度运动的效果 ●

● 对体重管理有效

因为可以消耗能量，可以防止过度肥胖

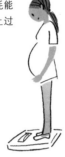

● 容易顺产

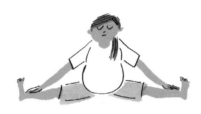

由于运动，分娩需要的肌肉得到锻炼，髋关节变得柔软

● 缓解便秘

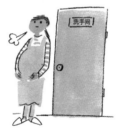

通过活动身体促进肠道功能

● 缓解紧张

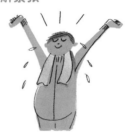

活动身体，改变心情

妊娠15周后适当地运动

过去认为怀孕期间应该静养，而现在认为为了防止发胖和顺产，适度地运动比较好。通过坚持运动，怀孕期间容易出现的腰酸背痛、便秘等身体不适也能得到缓解。

由于妊娠初期有流产的可能性，一定要等进入妊娠15周以后的安定期再开始运动。

在怀孕期间，建议做做孕妇体操（面向孕妇的有氧运动）、孕妇游泳（面向孕妇的游泳）、孕妇健步（面向孕妇的步行）等运动。不要做打排球、网球等激烈运动。此外，孕妇不要从事滑雪、滑冰等感到寒冷、有跌倒危险的运动。

● 怀孕期间做什么运动好 ●

● 拉伸运动

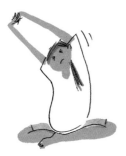

伸伸腰，压压腿，有利于缓解腰酸背痛

● 孕妇健步

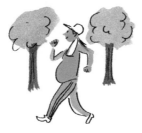

妊娠初期可以稍微散散步。不要走楼梯或台阶，在平坦的路面走。服装要宽松，要穿运动鞋或其他平跟鞋

● 孕妇体操

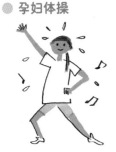

面向孕妇的有氧运动。选择可以强化心肺功能的项目，有利于顺产

● 孕妇游泳

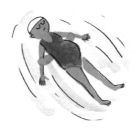

在水中，大肚子也很方便，具有放松效果

● 开始运动时的注意事项 ●

- ● 向医生咨询一下是否可以开始运动，得到医生许可再开始

- ● 不要定量，不要竞争。一定要根据自己的情况适当运动

- ● 如果肚子发胀或感到疲劳，即使在运动中也要停下来

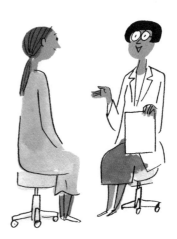

适量运动令你神清气爽

怀孕期间的运动让人心情愉悦。孕妇如果不活动身体，每天宅在家里，心情也会变得忧郁消沉。天气晴朗的日子，到外面散散步，走一走。即使只是呼吸一下外面的新鲜空气，也能让人心情愉快。

你也可以去参加孕妇运动学习班，在那里可以结交一些朋友，聊聊内心的烦恼或不安。通过和不同的人交往，将怀孕变成扩大朋友圈的机会。

确认身体状况的要点

在开始孕妇体操或孕妇游泳之前，或在实际开始运动之前，首先要确认一下身体状况。

● **健康管理的基本要点**
- 开始运动之前一定要确认身体健康状况
- 一定要测量体温、脉搏、血压等，检查身体状况
  （健康管理首先要了解自己平时的体温、脉搏、血压等）

A 根据母子健康手册的孕检结果确认健康状态

❶ 孕检时，医生说过有流产、早产的可能性吗？ ································· 有·没有

❷ 孕检时，医生说过您有高血压、蛋白尿、浮肿吗？ ····················· 有·没有

❸ 孕检时，医生说过您有出血吗？ ·· 有·没有

  * ❶～❸中，只要有一个回答为"是"，在下次孕检之前不要运动

B 运动开始之前确认健康状态

❶ 您在发烧吗？ ·· a正常体温　b发烧

❷ 脉搏正常吗？ ·· a正常　b快

❸ 胎动和平时一样吗？ ·································· a没有变化　b不动

❹ 肚子发胀或出血吗？ ·································· a没有　b有

❺ 感到头痛或头重吗？ ·································· a没有　b有

  * ❶～❺中，如有一个选项为b,今天就不要运动。

  如果明天还有这些症状，去医院就诊。

C 您有下列症状吗？

❶ 感到脖子、肩、背发硬 ············ 有　　❼ 嗜睡 ·················· 有

❷ 腰痛 ···································· 有　　❽ 心神不宁 ·············· 有

❸ 腰、臀部、腿抽筋 ··················· 有　　❾ 食欲不振、恶心 ········· 有

❹ 浮肿、发麻 ····························· 有　　❿ 便秘 ·················· 有

❺ 容易疲劳、浑身无力 ················· 有　　⓫ 体重增加过多 ·········· 有

❻ 失眠 ···································· 有　　⓬ 漏尿 ·················· 有

  * 如果有符合项，则有必要进行适当锻炼，并改变饮食习惯。

  咨询医生，考虑对策。

资料：爱育医院"孕妇笔记"

● 怀孕期间的运动Q&A ●

 孕妇体操或孕妇健身等运动会不会导致流产？

 有各式各样的体操，运动项目也各不相同，只要不是下腹用力的运动，问题都不大。孕妇体操或孕妇健身等是面向孕妇设计的运动，可以放心练习。但是，在妊娠初期，因为容易流产，最好能免则免。另外，在开始运动之前一定要咨询医生。

 我想开始练习孕妇游泳，需要注意什么？

 孕妇游泳可以维持肌肉力量，缓解腰酸背痛，使得髋关节变得更加柔软。但是，因为可能引发流产、早产，患有妊娠高血压综合征等需要安静的人，以及所患病症有可能在游泳池受到感染的人都不要游泳。另外，要在水温和水质管理得都很好的游泳池内以及有教练指导的情况下，心情愉悦地练习游泳。游泳之前一定要做好身体健康检查和准备活动，注意不要在游泳池边摔倒。

 我想找一个可以轻松愉快地进行孕妇运动的地方，什么地方比较好？

 最近，很多妇产科医院都各自开办了孕妇健身、孕妇瑜伽、孕妇舞蹈等讲座。可以问问做孕检的医院有没有这类讲座。常见的运动俱乐部中也有面向孕妇开办的讲座。可以调查一下附近的运动俱乐部有没有这样的课程。

如果只是想做简单的孕妇体操的话，不一定非到设备优良的健身房去。也可以在书中或DVD内找到自己想练的孕妇体操，问问医生行不行，如果医生允许的话，也可以自己在家练习。但是因为没有教练，身体状况如果发生变化，就要马上停止练习，一定要注意身体的健康状态。

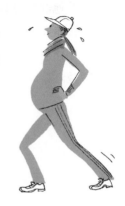

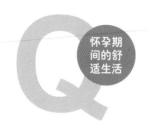

怀孕期间的舒适生活

怀孕期间如何穿戴打扮？

随着肚子越来越大，有些孕妇在意自己的体型而不愿意出门，其实也只有在怀孕期间，才能体验这样的穿着打扮，就让自己好好地享受享受吧。最近，市面上的孕妇服装花样百出，种类也非常丰富。

不要束腰，不要受凉

现在，在大街上到处可以见到美感十足、打扮入时的漂亮孕妇。不要认为肚子大了穿什么都不好看，一定要好好打扮，享受一下只有现在才有的时尚装束。

怀孕期间的穿戴打扮最重要的就是不要束腰，不要受凉。

只要样式不是收腰的，即使不是孕妇服，标准尺寸的衣服也可以穿。弹力材料制成的连衣裙或中长款的针织衫，下摆比较宽松的连衣裙等都是值得推荐的服装。

下身穿件腰部可以用松紧带调节的裙子或弹力裤，也可以穿针织面料的裤子。只要不是收腰的样式，自己现有的衣服可以一直穿到妊娠4~5个月。

还有，秋冬时节一定要注意下半身的保暖。可以穿高腰弹力裤或厚的连裤袜，还要穿上袜子，注意不要受凉。

服装种类也越来越丰富

随着肚子越来越大，手头的衣服可能会穿不上了，这时候可以穿孕妇服。最近，孕妇服装的品牌越来越多，市面上的样式花样百出，种类也越来越丰富。

过去，为了挡住大肚子，比较宽松的孕妇服是主流，最近腰部周围使用伸缩性强的材料，其他部分做得比较瘦的样式开始增多。在强调凸起的肚子的同时，让其他部分看上去很迷人，这种只有在怀孕时才能穿戴的时装，让越来越多的女性乐在其中。

由于制作孕妇服的材料以及孕妇服的样式可以保护身体，没有束腰，保暖防寒，因此可以放心穿用。也可以和一般衣服搭配，打扮自己。

孕妇服的主流是显瘦	灵活运用标准尺寸的服装

在强调凸起的肚子的同时,现在正在流行其他部分看上去还很显瘦的孕妇服装

自己现有的服装中,只要不是收腰的样式,尽量穿用,尽可能少购入孕妇服

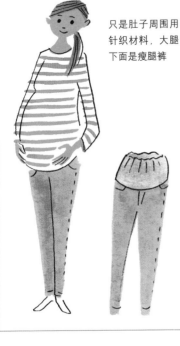

只是肚子周围用针织材料,大腿下面是瘦腿裤

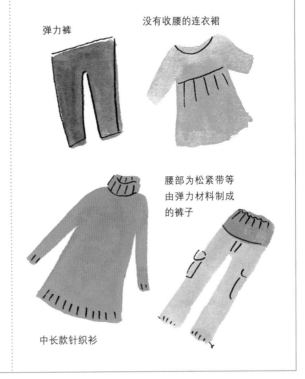

弹力裤

没有收腰的连衣裙

腰部为松紧带等由弹力材料制成的裤子

中长款针织衫

和宝妈朋友交换服装

最近,设计精美的孕妇服层出不穷,你去逛孕妇服装店的话,会感到目不暇接。但是,孕妇服只是在怀孕期间穿用的服装,即使为了漂亮,也没有必要买很多。

如果有刚刚生完小孩儿的朋友,你可以向朋友借或买下她穿过的衣服。自己生了孩子之后,也可以将自己的衣服借给朋友或送给朋友。宝妈的朋友圈会逐渐扩大。

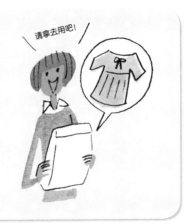

请拿去用吧!

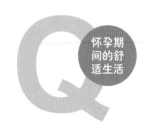

怀孕期间的舒适生活

什么时候开始穿孕妇内衣？

孕妇不仅肚子会变大，乳房也会变大，因此要备齐专用的内衣。妊娠中，孕妇的皮肤变得敏感，白带增多，因此一定要挑选好内衣的材质。

要穿不压迫乳房的专用文胸

随着妊娠月数的增加，在孕妇肚子变大的同时，髋部和乳房也开始变大。乳房要比平时增大约两个罩杯。

乳房之所以会变大，是因为产后要分泌乳汁，乳房的乳腺开始发育。如果一直使用尺寸小的文胸，乳房受到压迫，可能影响乳腺的发育。

因此，怀孕4~5个月，一定要去买孕妇专用的文胸。有人可能觉得"只要将普通文胸的尺码增大一些就可以了吧？"，但还是建议使用不勒乳房的孕妇专用文胸。

另外，由于妊娠中的激素发生变化，乳头会变得敏感，有时候还会感到刺痛。专门为孕妇制作的文胸所使用的材质会考虑到这些情况，从而避免这些麻烦。

怀孕期间，孕妇乳房的大小会发生变化，因此最好选择可以调节尺寸的文胸。

选择透气性、吸湿性都好的内裤

购买文胸的同时，也要备好孕妇专用内裤。孕妇专用内裤一般都为高腰设计，这样可以裹住长大的肚子，起到保护和保暖的作用。

怀孕期间，白带增多，容易出汗，因此最好选择透气性、吸湿性都好的内裤。

用孕妇托腹带或托腹裤来缓解腰痛

孕妇肚子变大，往前突出之后，身体活动就不方便了，腰部的负担也会增加。这个时期，建议穿孕妇托腹带或托腹裤。

孕妇托腹带是用带子把肚子裹起来，这种腹带形式的托腹带不会让人感到被紧勒着，对喜欢宽松感觉的孕妇来说比较合适。托腹裤可以托住从肚子到髋部的部分，因此喜欢活动的人穿用起来更方便。

第一次孕产必备　怀孕·生产·0岁育儿

● 孕妇内衣的种类 ●

孕妇文胸	孕妇内裤
●产前专用 为了应对乳房大小的变化，文胸要选择有伸缩性的材料。肩带要宽，乳房变大时，不能勒紧乳房，钢圈要在外侧 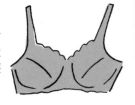	大肚子不能受凉，因此孕妇内裤在设计上具有高腰的特点。怀孕期间，由于皮肤变得敏感，所以内裤要选择手感好、透气性、吸湿性都好的材质

<table>
<tr><td rowspan="2">

●产前产后兼用
有些文胸的样式不仅在怀孕期间能够使用，产后喂奶也能使用。杯罩部分使用子母扣等，能打开或扣上，前面分为左右两个部分，可以敞口很大，还有不会压迫乳房的背心型文胸

吊带开扣式
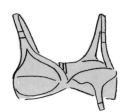

开扣式
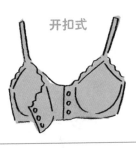 **背心型**
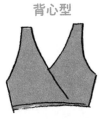

</td><td>

孕妇托腹带、托腹裤

托腹带
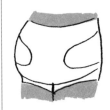
裹住肚子，用尼龙带扣固定。可以根据肚子的大小随意调节

托腹裤
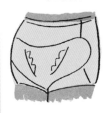
和托腹带相比，托腹裤的支撑力更强。经常运动、喜欢活动的人更适合穿托腹裤

</td></tr>
</table>

● 孕妇内衣的选择方法 ●

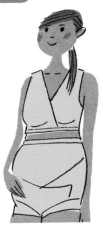

怀孕4～5个月开始穿用

试穿文胸和托腹裤，确认尺寸是否合适

如果一直要穿到怀孕末期，可以选用能调整大小的内衣

选用手感好、透气性、吸湿性都好的材质

不要选择过紧的内衣

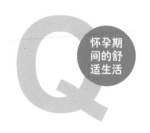

其他令人担心的Q&A

怀孕期间什么可以做，什么不可以做，有时候孕妇不知道如何去判断。不要被一些没有根据的传言搞得不知所措，为了让孕妇安全放心地度过妊娠期，下面就介绍一下这方面的知识。

能不能出去旅行？

根据旅行的时期（怀孕月数）、旅行的内容和目的地不同，决定孕妇能否去旅行。一般来说，怀孕3个月之内容易流产，怀孕8个月以后担心早产，所以不建议孕妇在这段时间出去旅行。

如果计划出去旅行的话，在怀孕4～7个月的安定期内比较好。但是，怀孕期间，凡事都不能说有"绝对安全"。旅行时间不要超过5天，旅行日程的安排要宽松，不要长时间坐飞机。怀孕期间，容易患膀胱炎，在移动过程中，要注意经常上厕所。

另外，不管怀孕多少个月，旅行时都不建议做剧烈运动和洗海水浴等。

出去旅行的时候，一定不要忘记随身携带母子健康手册和医保卡。

能不能开车和骑车？

如果是在怀孕之前就习惯开车的人，只要感觉不疲劳，身体状况良好，基本上可以开车。但是，由于怀孕期间激素的影响和体型的变化，反射神经会变得比较迟钝，因此最好少开车，应避免超过一小时的长时间驾驶。

另外，即使肚子变大，开车时也要系安全带，但注意不要勒着肚子，安全带要从肚子的下方穿过。

骑自行车或摩托车时，因为有摔倒的可能性，就不要骑了。肚子变大以后，由于不易保持平衡，会更加危险。

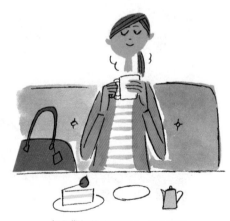

怀孕期间的旅行日程一定要宽松

什么时候可以医治牙病?

如果不是紧急情况，最好在没有流产和早产危险的妊娠4~7个月去治疗牙病。

产后因为要照顾宝宝，不能经常去医院，因此，如果牙不好的话，还是在怀孕期间就治疗比较好。怀孕期间，不建议孕妇去拔牙。拔牙需要做一些外科处置，因此可能会出现意料不到的情况。最好等到产后一个月以后再说。

怀孕期间，如果去看牙，一定要告诉医生你正在怀孕。

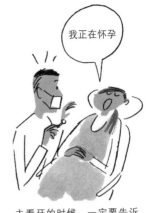

我正在怀孕

去看牙的时候，一定要告诉
医生你正在怀孕

要不要做X光检查?

有些人不知道自己已经怀孕，做了胸部或胃部X光检查，不免担心会不会影响胎儿。由于胸部透视检查的X光暴射量是危险量的千分之一，胃部透视检查的X光暴射量大约是危险量的三十分之一。如果不是多次接受检查，没有必要太担心。

一旦知道自己已经怀孕，如果不是急症，就不要做X光检查。

去医院看病的时候，一定要告诉医生自己怀孕了。这样医生就可以不使用暴射量比较高的CT扫描，或考虑在对胎儿影响比较小的妊娠16周以后再做相应检查等医疗措施。

能不能养宠物?

怀孕之前就养的宠物还可以继续饲养。

有一种名为弓形虫的原虫，它们通过小奶猫的排泄物可以传染给人类。孕妇如果感染的话，会引发婴儿失明、小头症、死产或流产。因此，怀孕之后，最好不要开始养小奶猫。

因为只有小奶猫才会排出弓形虫，如果是怀孕之前养了很久的猫就不用担心了。

如果是怀孕之前
养的猫，可以继
续饲养

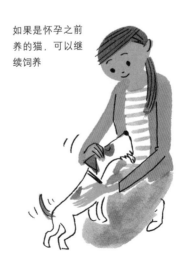

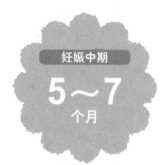

妊娠中期

5～7个月

胎动是什么感觉？

到了妊娠5～6个月，孕妇就能感觉到腹中胎儿的活动情形。和胎儿浑然一体，要成为母亲的真实感觉令人激动不已。

妊娠6个月左右胎动开始活跃

腹中胎儿的活动称为胎动。经产妇一般在妊娠16～18周开始有感觉，而第一次怀孕的女性一般在妊娠18～20周才开始有感觉。虽说大致如此，但每个人感觉到胎动的时间各有不同，比上述时间早一点或晚一点都不用担心。

腹中胎儿从骨骼肌开始发育的妊娠3个月起就开始胎动了。只不过这时胎儿还很小，动作也小，因此孕妇感觉不到。一般来说，从妊娠6个月左右开始，胎动就活跃起来。

胎动活跃的时候，就证明腹中胎儿醒了，正在运动，而感觉不到胎动的时候，可认为胎儿正在睡觉。胎儿睡醒的时间和睡觉的时间并不像大人那么有规律。因此，有时候孕妇白天感受不到胎动，而夜里胎动却很强烈，这种情况不必担心。

快要分娩的时候胎动减少

有些好动的胎儿，在肚子里有时候用脚蹬踹妈妈的肚子，有时候来回折跟头。可到了生产之前，反而感觉不到胎动了。这是因为随着胎儿越来越大，子宫太小，胎儿活动不开了。

如果不是生产之前，一天以上没有感到胎动或胎动明显减少，有可能是胎儿出现了异常，一定要去医疗机构就诊。

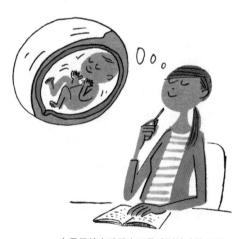

在母子健康手册中记录感到胎动的日子

腹中胎儿是敏感的

胎动是腹中胎儿健康的晴雨表。健康的时候总是在活动，而没有精神的时候胎动就会减少。胎儿没有精神是因为这时母体出现了问题，也可能是母亲精神紧张或感到疲劳。

第一次孕产必备 怀孕·生产·0岁育儿

● 胎动时需要注意的事情 ●

突然没有胎动的时候一定要去医疗机构就诊

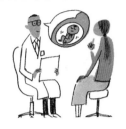

一天能感觉到数次的胎动却感觉不到了，这时有可能出现问题了

了解胎动的频率和方式

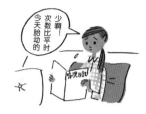

了解一天能感觉到几次胎动、怎么动的话，如果出现异常，自己也容易察觉。如果感到胎动有问题可以咨询医生

如果胎动迟缓，可能需要休养

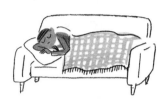

如果胎动次数减少，很有可能是胎儿不够健康。孕妇需要想一想是不是自己太累了或是压力太大了

不要发出巨大声响，不要大喊大叫

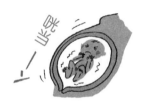

在妊娠20周左右，胎儿的耳朵就可以听到声音了，因此会对外面的声音做出反应，开始胎动。巨大声响或是怒喝咆哮会让胎儿感到紧张，注意不要让孩子听到这类声音

和腹中胎儿说话

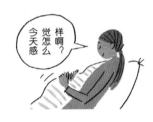

母亲温柔地和胎儿说话，胎儿也经常会对此做出反应，出现胎动。即使看不到胎儿的样子，也能和胎儿交流

让丈夫感受胎动

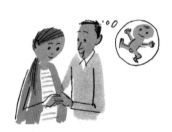

建议孕妇让丈夫和腹中胎儿说话，将丈夫的手放在肚子上，让他实际感受胎动

　　不仅仅是母亲身体不适、生病的时候会影响胎儿，母亲感到不安烦躁，受到惊吓的时候，胎动也会减少，影响胎儿的发育。腹中胎儿受母亲身心影响是很大的，因此，为了腹中胎儿能够茁壮成长，怀孕期间，孕妇一定要努力保持身心健康。

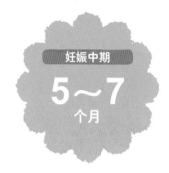

参加准妈妈学习班

准妈妈学习班指导孕妇如何度过妊娠期，出现问题时如何解决，以及照顾新生儿的方法等，这是一个非常值得珍惜的机会。可以在做孕检的医疗机构或保健所报名参加。

妊娠、生产、育儿的基础讲座

因为是第一次怀孕，孕妇对如何度过妊娠期、分娩的过程、如何照顾新生儿等几乎一无所知。为了安全、放心地度过妊娠期，为了给即将到来的分娩做好准备，孕妇最好参加准妈妈学习班，事先掌握一些必要的知识。

准妈妈学习班一般面向妊娠4个月以上的孕妇，分2~3次举办。在学习班中，孕妇可以学习或了解妊娠中的生活方式，膳食结构和营养补充方法，牙科保健，怀孕期间容易出现的问题，从阵痛到生产的过程，住院期间的生活以及如何照顾新生儿等。

对于没有经验、刚刚成为孕妇，而为了更好地度过妊娠、生产、育儿期的准妈妈们来说，准妈妈学习班可以说是提供了一次学习机会，让准妈妈们学到最精炼、最基础的知识及技巧。

医院、产院、保健所等举办准妈妈学习班

规模比较大的医院、产院会举办准妈妈学习班，所以可以问一下做孕检的医疗机构，确认一下能不能报名参加。

分娩时所进行的处置和住院期间的生活等，由于医疗机构不同而不同，因此如果做孕检的医疗机构举办准妈妈学习班的话，孕妇要尽量参加该医疗机构举办的学习班。

丈夫也能参加的准父母学习班

最近，希望陪同妻子分娩的男性、积极参与育儿的男性开始增多。以这些男性为对象，开办和孕妇一起参加的准父母学习班的医疗机构也越来越多。特别是对于希望陪同分娩的男性来说，很多医院规定他们有义务参加医院举办的准父母学习班。

第一次孕产必备 怀孕·生产·0岁育儿

在准父母学习班中，夫妻一同学习分娩时的呼吸法，帮助孕妇的方法，以及给新生儿洗澡的方法等。通过参加准父母学习班，丈夫能更理解怀有身孕的妻子，也更加意识到自己就要成为父亲了。

● 准妈妈学习班、准父母学习班的课程 ●

由医生、助产士、营养师、保健师、牙科医生等就各个主题讲课、指导

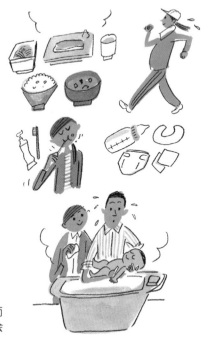

- 怀孕期间的膳食和营养
- 怀孕期间的牙齿卫生
- 怀孕期间的健康管理、容易患的疾病
- 如何度过妊娠期
- 生产的过程（放映阵痛、分娩等整个过程的录像）
- 待产用品
- 做好住院生活的心理准备
- 产后（出院后）的生活
- 母乳育儿和乳房保养
- 育儿的基本技巧（抱孩子、换尿布、洗澡等的练习）

＊课程内容由于医疗机构的不同而有所不同。如果是医疗机构，会详细介绍住院期间的生活等。

温馨提示

结交宝妈朋友的机会

参加准妈妈学习班的好处不仅仅局限于学习知识，掌握技巧。

现在，难以在家庭附近看到和自己一样怀孕的人，所以也很难结交到能随便打个招呼、互相交换信息的宝妈朋友。

如果参加准妈妈学习班，可以认识很多同为孕妇的伙伴，大家有着共同的忧虑，共同的孤独，还可以互相聊聊彼此的担心以及各自的困惑。

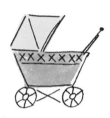

在准妈妈学习班认识的朋友，生产后也可以轻易成为互相聊天、互相商量的对象，很多已经做了妈妈的人就是这样一直在交往的。如果去参加准妈妈学习班，要主动和周围的准妈妈打招呼，结交朋友。

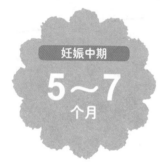

妊娠中期常见的身体不适有哪些？

随着妊娠月数的增加，肚子越来越大，身体也会出现各种各样的不适症状。这其中大多数都不是什么严重的问题，只要事先知道应对措施，就能消除这些不适症状。

肚子胀痛

妊娠5～6个月，大腿根或下腹部有时候会感到痉挛般的轻微疼痛。这是因为在这个时期，由于子宫突然变大，肌肉被拉伸而感到疼痛或发胀，不必担心。

另外，从妊娠中期到妊娠末期，肚子发胀的频率也开始增加。随着分娩的临近，为了做好子宫收缩的准备而出现生理上的发胀，正是妊娠进展顺利的证明。

虽然这个时期，肚子发胀或疼痛基本上不必担心，但是，如果疼痛剧烈或伴有出血等，这种异常疼痛就有患上疾病或早产的可能性，因此一定要马上去医疗机构就诊。

● 令人担心的肚子胀痛 ●

如果发生下面这样的胀痛，一定要去医疗机构就诊

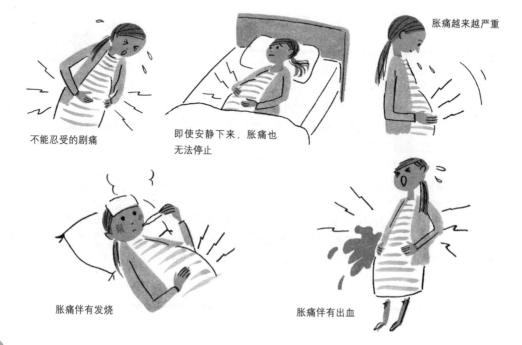

不能忍受的剧痛

即使安静下来，胀痛也无法停止

胀痛越来越严重

胀痛伴有发烧

胀痛伴有出血

腰痛

从妊娠中期到妊娠末期，大多数孕妇都会出现腰痛的症状。为了支撑大大的、重重的肚子，一直勉强挺着一个姿势，因此腰部负担加重，引起腰痛。

可以说，只要怀孕，腰痛就是"宿命"，但是，如果在日常生活中稍加注意，就可以预防或减轻腰痛的症状。平时一定要注意直腰挺胸。外出时，要穿防滑的平底鞋。坐下或站起来的时候，躺下或起身的时候，动作一定要慢，如果不易保持体重的平衡，就要用手臂支撑一下身体。

● 预防腰痛的办法 ●

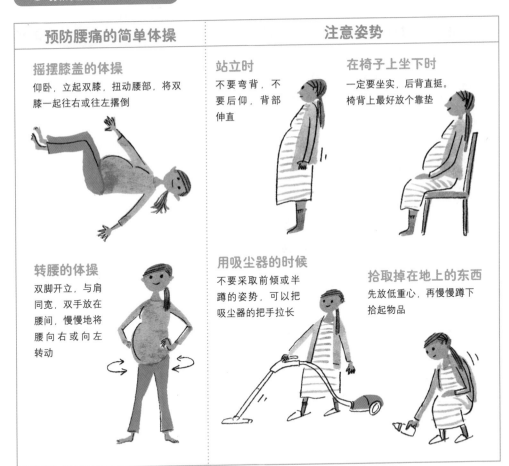

预防腰痛的简单体操	注意姿势

摇摆膝盖的体操
仰卧，立起双膝，扭动腰部，将双膝一起往右或往左撂倒

站立时
不要弯背，不要后仰，背部伸直

在椅子上坐下时
一定要坐实，后背直挺。椅背上最好放个靠垫

转腰的体操
双脚开立，与肩同宽，双手放在腰间，慢慢地将腰向右或向左转动

用吸尘器的时候
不要采取前倾或半蹲的姿势，可以把吸尘器的把手拉长

拾取掉在地上的东西
先放低重心，再慢慢蹲下拾起物品

肩酸头痛

随着肚子的增大，乳房也随之变大，体态容易发生改变，有些孕妇会感到肩部酸痛。另外，有些孕妇由于肩部酸痛，还会引起头痛。

坚持做一些伸缩颈部和肩部的轻微运动对缓解酸痛很有效果。在日常生活中，孕妇一定要注意姿势，伸直腰背，不要前倾。

静脉曲张

由于激素的影响，静脉松弛，子宫变大，压迫血管，下半身血流不畅，有时候腿肚子、大腿、外阴、肛门周围等处的静脉会出现鼓起的小包。

为了预防静脉曲张，孕妇不要长时间站立，睡觉的时候将双脚垫高等，凡事都要多加留意。如果担心出现这些症状，可以穿治疗静脉曲张的弹力袜。怀孕期间出现的静脉曲张，产后会自愈。

● 针对静脉曲张或血液循环不良的对策 ●

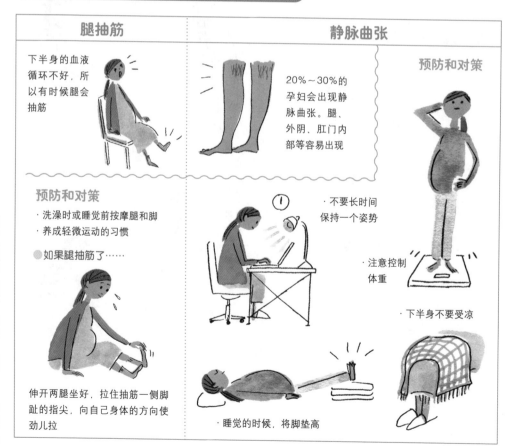

腿抽筋

下半身的血液循环不好，所以有时候腿会抽筋

静脉曲张

20%～30%的孕妇会出现静脉曲张。腿、外阴、肛门内部等容易出现

预防和对策

·不要长时间保持一个姿势

·注意控制体重

·下半身不要受凉

预防和对策

·洗澡时或睡觉前按摩腿和脚
·养成轻微运动的习惯

●如果腿抽筋了……

伸开两腿坐好，拉住抽筋一侧脚趾的指尖，向自己身体的方向使劲儿拉

·睡觉的时候，将脚垫高

便秘、痔

有些孕妇在怀孕期间容易便秘，深受痔疮困扰。这除了受怀孕期间激素变化的影响之外，还由于妊娠中期子宫变大，压迫直肠，直肠活动变得迟钝。另外，由于下半身血流不畅，肛门周围容易充血，排便时疼痛，也容易形成痔疮。

为了预防和改善便秘，有规律的饮食，适当的运动非常重要。但是，如果便秘总是不好就要咨询医生。因为有早产或流产的可能，请不要擅自使用塞剂或灌肠剂。另外，如果已经长了痔疮，就要进行适当的治疗，请咨询医生。

皮肤的黑斑

妊娠的进展促进激素的分泌，孕妇的皮肤会出现色素斑点或雀斑，乳晕、乳头、外阴变得发黑。这些变化是受激素的影响，黑色素增加引起的。黑色素具有让皮肤变得更加强壮的作用。为了准备产后授乳，使乳晕和乳头的皮肤变得更加结实，才发生了这些变化。

从美容角度看，有些孕妇可能会为此担心，但是孕妇一定要认识到，为了更好地度过怀孕、生产、育儿期，身体必须要经历这些变化，出现这些变化只不过是一时的。孕妇外出时如果注意防护，避免紫外线，在某种程度上可以预防暗沉色斑或雀斑的出现。度过分娩、授乳期，皮肤的暗斑就会渐渐消失，恢复原状。

● 怀孕期间的紫外线对策 ●

● 外出时，皮肤露出的部分要涂上防晒霜

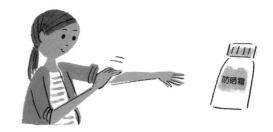

● 走路时打遮阳伞或戴遮阳帽

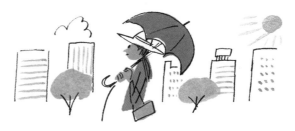

● 充分摄取能够抑制黑色素生成的维生素C

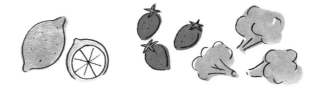

回老家生产？不回老家生产？

如果回老家生产，怀孕5～6个月的时候一定要定下来在哪个医疗机构生产。比较一下回老家生产的优点和缺点，慎重做出决定。

回老家生产的优点和缺点

产前和产后在自己的娘家度过，产后过一段时间再带着孩子回到和丈夫一起生活的家，开始和宝宝一起新的生活，有些孕妇选择"回老家生孩子"。

回老家生产，家务事可以交给自己的妈妈做，有益于产后身体的恢复，而且有育儿经验的妈妈在自己身边，初为人母的新妈妈会感到有所依靠。这些都是产妇回老家生产的有利之处。

而从另一方面来说，如果产妇的娘家比较远，孕妇在移动过程中就会有一定的风险，丈夫也不能陪同分娩，还必须要在短时间内和分娩所在医院沟通。这些都是产妇回老家生产的不利之处。

是否要回老家生产，不仅要考虑自己的期望，还要考虑丈夫的想法和接纳照顾自己的双亲的意见，在此基础上再做决定。

一旦决定回老家生产，就意味着和丈夫要分开生活一段时间，刚刚出生的宝宝和父亲相处的机会就少了很多。丈夫是否能够接受这种生活，会不会对有孩子以后的家庭生活产生影响，一定要好好商量，这尤为重要。

考虑回家的时间和方式

是否回老家生产，最迟也要在怀孕5～6个月的时候定下来。如果路途很远，对于孕妇的身体是个很大的负担，因此路上出现问题的风险相应会更高。

回老家的话，怀孕9个月（32～35周）的时候最好能回到家中。因为8个月之前，肚子容易发胀，进入10个月，就有出现阵痛的可能性。

在交通上，尽可能选择时间短、压力小的交通方式。距离远的话，最好乘飞机，如果乘高铁的话，最好事先订好座位，尽量减少排队等给孕妇造成的压力。

随身只带轻便的必需物品，其他物品可以通过快递送回家。

● 回老家生产的注意事项 ●

是否回老家生产一定要早些做决定

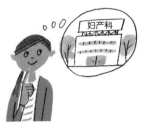

最迟也要在怀孕6个月之前定下来

最好在怀孕9个月的时候回老家

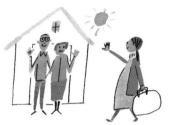

怀孕10个月后，如果在国内乘飞机，需要医生的同意证明书

采用所需时间最短的交通工具

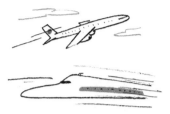

利用高铁或飞机，如果乘坐高铁，一定要提前订下座位

一定要和转院的医生沟通好

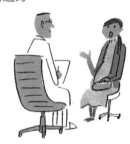

向医生讲明妊娠经过

不要在自己的父母面前过分撒娇

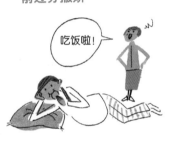

吃饭啦！

如果太过闲散，身体不活动的话，会发胖

和不在身边的丈夫经常联系

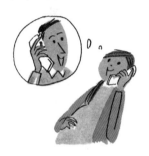

一起分享迎接新生宝宝的心情非常重要

密切联系转院的医院

　　是否回老家生产，要早些定下来的另外一个理由就是，你需要在娘家附近找到要转院的医院，告诉现在做孕检的主治医生，让医生给你写好介绍信，准备好记录检查数据等必要文件。

　　孕妇转院之后，转院后的医生不了解在此之前的妊娠经过，因此，在接收孕妇时，需要通过以往的检查结果和超声照片等了解孕妇的情况。

　　回老家后，一定要马上到转去的医疗机构就诊，将必要文件交给医生，向医生说明来该院之前的情况。顺利生产之后，产后一个月的母子健康检查要在分娩的医院做。

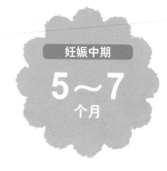

预防妊娠纹

妊娠中期之后，腹部或大腿等处出现的妊娠纹，在产后也不能完全消除。因此，注意不要突然发胖，努力预防妊娠纹。

妊娠纹是皮肤的裂痕

孕妇在进入妊娠中期之后，肚子变大的速度超过了皮肤的生长速度，皮肤纤维出现了裂痕，这种裂痕被称作妊娠纹。妊娠纹看上去可以透过皮肤，宽窄不同，长短不一，有些发红。

从美容的角度，妊娠纹可能让人很不爽，但是为了保护胎儿，肚子变大也是没有办法的事情。产后随着时间的推移，妊娠纹的颜色就会渐渐变淡，不那么显眼了，但是不会完全消失。

虽然大多如此，但如果努力一下，也是能够预防的。并不是所有的孕妇都会出现妊娠纹，只有那些体重突然增加的人才容易出现。因为发胖的速度超过了皮肤的生长速度，这种可能性才比较大。

● 妊娠纹容易出现的部位 ●

妊娠纹

有些发红，宽窄不同，长短不一，长度为5～6厘米。体重突然增加，就容易出现妊娠纹

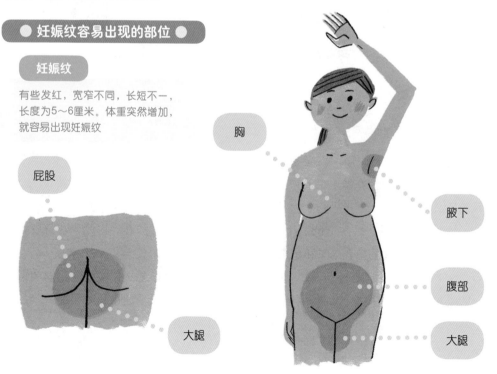

屁股

胸

腋下

腹部

大腿

大腿

为了尽量预防妊娠纹的形成，要保证体重不要突然增加。每天吃饭时要注意控制摄取的热量，努力预防妊娠纹。

按摩也有预防效果

配合体重管理，使用保湿乳或乳液进行按摩对妊娠纹的预防也有一定的效果。但是，在怀孕初期，因为有流产的可能性，所以要等进入安定期的妊娠5个月左右才能开始按摩。

洗澡后皮肤湿润，在这个时候进行按摩效果会更好。不要过分用力，轻轻地、慢慢地进行按摩，要掌握好这些技巧。感觉不舒服，或是肚子发胀的时候就不要按摩了。

● 预防妊娠纹的按摩 ●

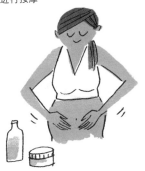

预防妊娠纹，进行按摩也有效果。使用保湿乳、乳液、按摩油等，洗澡后对肚子和胸部等部位进行按摩

● 肚子的按摩

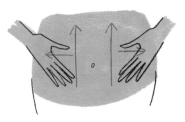

❶ 用手心从肚子中间开始向左右外侧按摩。然后从肚子下面向上面按摩

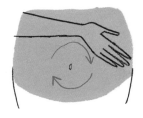

❷ 在肚脐周围顺时针按摩

● 大腿、屁股的按摩

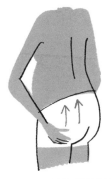

用手心从大腿后侧开始向屁股的方向按摩

● 胸、腋下的按摩

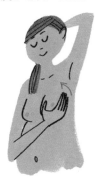

❶ 用手心在乳房下面，从腋下开始向乳头按摩

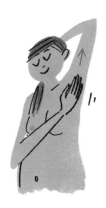

❷ 从腋下向胳膊按摩

乳房保养

为产后的母乳喂养做准备，妊娠中期就要开始做乳房按摩。
确认一下自己乳头的形状，如果是婴儿不易吸吮的，就需要进行护理了。

你的乳头是哪种类型?

每个人乳头的形状、大小是不同的，宝宝是否容易吸吮也各不相同。产后，为了顺利开始母乳喂养，一定要事先确认一下自己乳头的形状。

稍大

乳头的高度或直径超过1厘米。通过按摩，使其变得柔软，让宝宝吸吮起来更加容易

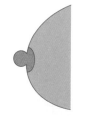

扁平

乳头没有从乳晕上突出的类型。用手捏住乳头能拉出来的话就没有问题。通过按摩，让乳头更有伸缩力

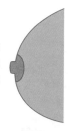

普通

乳头的高度或直径为0.8~1厘米，宝宝吸吮起来最为容易

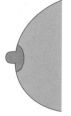

稍小

乳头的高度或直径小于0.8厘米。通过按摩使其变得柔软，让宝宝更容易用舌头裹住

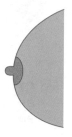

凹陷

乳头比乳晕还要低。即使用手拉也拉不出来，这时候可以使用乳头吸引器。做按摩是为了让乳头伸缩得更好

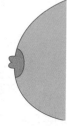

确认乳头的类型

怀孕5~6个月，就要为产后的母乳喂养做乳房保养了。

乳头的类型分为五种：普通、稍大、稍小、扁平、凹陷。除了普通之外，宝宝吮吸起来都比较费时间，还不容易习惯。

只要在怀孕期间开始按摩护理，这五种类型都可以给宝宝喂奶。首先确认自己的乳头大小、形状，为了使乳头、乳晕变得更加柔软，做做按摩，并拉出扁平、凹陷的乳头进行护理，这样为产后母乳喂养做好准备。

为了成为容易吮吸的乳房

按摩乳房的目的，一是将乳头、乳晕变得更加柔软，这样在宝宝吮吸的时候，使

乳房能够更好地拉伸，二是将乳头、乳晕变得更加结实，这样可以承受宝宝的吮吸。

首先，孕妇可在助产士的指导下学会按摩的方法，然后每天坚持按摩1～2次。如果所有的乳腺都打开了，在按摩的时候，有可能出现乳白色的分泌液。对乳头的刺激会导致子宫收缩，在感到肚子发胀、疼痛的时候，就要停止按摩。

● 乳房按摩 ●

如果妊娠进展顺利的话，6个月左右开始按摩乳房。洗澡的时候或是洗澡之后皮肤比较柔软，这时每天按摩1～2次，每次2～3分钟。在按摩的过程中，如果感觉肚子发胀、疼痛，要立即停止。

基本的乳房按摩

❶ 一只手托住乳房，用拇指和食指捏住乳头，静静地压迫5秒钟。一边变换指头的位置，一边压迫整个乳头

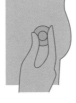

❷ 拉伸乳头数次

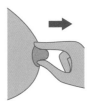

❸ 转动捏住乳头的手指，一边顺时针或逆时针捻动，一边压迫

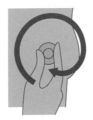

❹ 在乳晕部位，用食指轻轻地画圆按摩

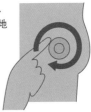

扁平、凹陷类型的乳房按摩

❶ 用拇指和食指压住乳晕部分，将乳头拉出来

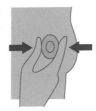

❷ 用2个指头按住乳晕部分，慢慢地向外压着伸展

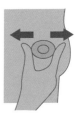

使用专用器具做乳房保养

如果是凹陷乳头或扁平乳头，只靠按摩还是不能让乳头突出来。在这种情况下，可以使用乳头吸引器等将乳头吸出来。不管哪种产品，都要到妊娠24周左右才能开始使用。

乳头吸引器是吸管形状的器具，将其放在乳头上，每次吸引5～6次，一天做2～3次。

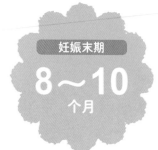

如何预防早产？

妊娠22周开始到不足37周之间的分娩称为早产。如果孕妇生病、疲劳、压力大，早产的危险就会增大，因此一定要多加预防。

早产时肚子会发胀、出血、破水

早产和普通分娩一样，开始都有肚子发胀、出血或破水的征兆。

在妊娠37周之前，孕妇如果感到肚子发胀比平时强烈并带有周期性，或是伴有出血，这时候就有可能早产，因此一定要马上联系医疗机构。如果在这段时间内发生破水，也难免会早产。

早产最大的问题是出生的婴儿没有完全发育好。妊娠周数越少，婴儿的脏器和免疫功能越不成熟，因此婴儿出生后就越容易出现问题。早产的情况下，出生体重不足2500克的"低体重儿"比较多，在体重达标之前，需要在儿科保温箱中喂养。

另外，即使婴儿的体重足够重，但很多情况下肺功能还没有发育好，需要进行辅助呼吸的护理，在这种情况下，婴儿也要放在儿科保温箱中喂养一段时间。

因此，如果早产的话，必须要在有儿科保温箱，并具有能够24小时监护婴儿的NICU（新生儿集中治疗室）设备的医院进行分娩。即使是在没有这些设备的个体医院或诊所做孕检，这些医院也会给你出具转院手续，送你到与其合作的医疗机构，因此不必担心。

出现先兆早产一定要静养

虽然没有早产，但感觉肚子胀痛或出血，出现这些几乎引发早产的状态称为先兆早产。

即使是先兆早产，也必须马上去医疗机构就诊，接受适当的治疗。如果治疗及时，坚持静养，就可以避免早产，恢复正常的怀孕生活。

如果发生先兆早产，静养是第一位的。不许工作和运动，禁止性生活等。但是，静养的程度根据个人情况不尽相同。有人可以在自己家里静养，做点家务或洗澡，有人就必须住院治疗，甚至都不允许站起

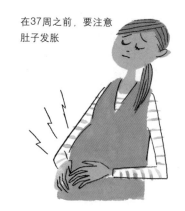

在37周之前，要注意肚子发胀

● 如何在家里静养（一般情况）

可以做的事情	不能做的事情

淋浴洗头

洗脸刷牙

上厕所

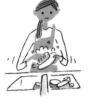

简单的厨房家务

洗衣服（使用洗衣机）

肚子发胀或出血的时候，除了吃饭、上厕所之外，要卧床静养。静养之后，症状消失的话，可以慢慢地、一点一点地做一些负担比较小的动作和家务等

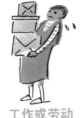

工作或劳动

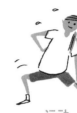

运动

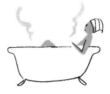

盆浴

性交

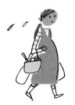

购物

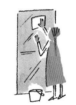

用体力的家务
（如大扫除等）

来，要卧床静养。

如果医生告诉你需要静养，那么为了宝宝，就要毫不迟疑地休假。如果你是公司职员，只要向公司提交诊断证明书，就能办好休假手续。

即使医生做了必要的治疗，孕妇也按照医嘱注意静养，也有从先兆早产发展为早产的病例。如果因为早产，产下了低体重儿，婴儿发育时间会长一些，但只要在NICU（新生儿集中治疗室）进行必要的护理，也不会出现缺陷或后遗症。

容易早产的人

据说流产大多数都是由于胎儿异常导致的，而早产大多数是因为孕妇。

早产的原因一般有以下几种：

● 子宫颈管无力症（位于子宫入口处的颈管闭合不好，子宫没有收缩，导致宫口张开的状态）

● 妊娠高血压综合征（参照本书92页）

● 多胎（双胞胎以上的妊娠）（参照本书96页）

● 糖尿病、肾脏病、心脏病等合并症

● 子宫肌瘤

● 子宫畸形

● 前置胎盘（参照本书102页）

● 细菌或病毒感染

● 疲劳或压力

● 着凉或振动

原本就患有慢性病，或者是多胎妊娠，以及因为工作等感到身心疲惫的孕妇，早产的危险都比较高，所以平时在生活上一定要多加注意。

预防早产的生活技巧

为了避免早产，平时在生活上注意身心健康很重要。因为感冒发烧而引起早产的例子也时有发生。孕妇不要为此过分紧张，腹中胎儿对于母亲的身体和心理变化的反应非常敏感，生活中不要忘记这一点。

为了预防早产，在生活中，孕妇要注意以下几点：

● 不要疲劳

● 不要有压力

● 身体不要受凉

● 不要做肚子用力的动作、劳动或运动

● 做爱时不要给肚子增加负担

● 乳房按摩或运动要适可而止

● 避免长时间地开车、乘坐交通工具等

此外，在感染病流行时期，不要到人多的地方去，注意预防感染病也很重要。

注意肚子的胀痛，要经常调养身体。孕妇自己的身体管理是和腹中胎儿的健康管理紧密相连的。和没有怀孕的时候相比，孕妇一定要在日常生活中更加注意，不要让身体和心理产生压力，可以说，这才是预防早产最重要的一点。

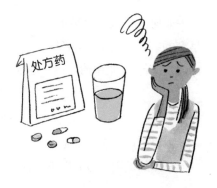

慢性病或压力大容易成为早产因素

● 为了预防早产，在生活上的注意事项 ●

保证充足的睡眠和休息，必要时可以午睡
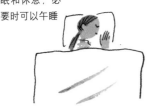

不要做肚子使劲儿的动作，避免压迫肚子的姿势
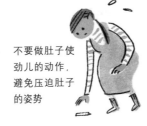

避免长时间开车以及乘坐交通工具
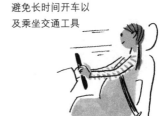

不要有压力，感到疲劳了就休假
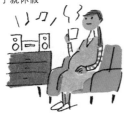

为了预防妊娠高血压综合征，膳食要少盐
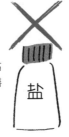

乳房按摩或运动要适可而止
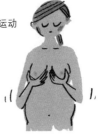

身体不要受凉
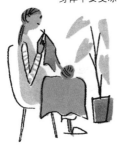

做爱时不要给肚子造成负担
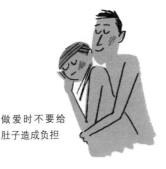

腹泻或咳嗽严重，或者感到肚子胀痛等异常的时候，一定要咨询主治医生
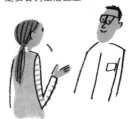

即使早产了也不要自责

　　事实上，和流产相比，早产大多数情况下是因为孕妇身体出现了某些问题。

　　但是，即使早产了，孕妇也不要责备自己。

　　婴儿早产一定有其理由。如果继续妊娠，母体可能会妨碍胎儿的发育。为了避免出现这种情况，婴儿可能就早些降生了。

　　很多不幸早产的母亲，在看到出生的小小的婴儿后，常常担心"能不能长得和其他孩子一样大？""将来会不会是个身体虚弱、容易生病的孩子？"现代医学对于这样的婴儿能够护理得很好，所以不用担心。

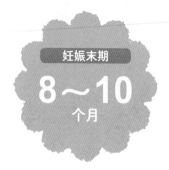

预防妊娠高血压综合征

妊娠后期容易患上以高血压为主要症状的妊娠高血压综合征。病情加重的话，不仅孕妇危险，还会危及胎儿的生命。

出现高血压、蛋白尿

妊娠高血压综合征过去被称为"妊娠中毒症"。在妊娠20周以后，产后12周以前被诊断为高血压（最高血压140毫米汞柱以上，最低血压90毫米汞柱以上），或者患有高血压的同时伴有蛋白尿，出现上述症状可以说是患上了妊娠高血压综合征。

妊娠高血压综合征是因为怀孕而发病的，因此很多孕妇在妊娠28周之后发病。大多数孕妇的症状比较轻，产后6～12周症状消失，自然痊愈。

重度妊娠高血压综合征能危及生命

如果患上妊娠高血压综合征，但是症状比较轻，血压稍微高一些，有些浮肿，也不会对母体和胎儿产生影响。

最高血压160毫米汞柱以上，最低血压110毫米汞柱以上的重症病人，因为血流不好，不能充分向胎盘输送血液，所以会影响胎儿发育，出现胎盘早剥，造成早产。

还有些孕妇突然发生痉挛抽风，陷入昏睡状态，这种突然发作的妊娠高血压综合征，中医称为"子痫"。"子痫"会同时危及母亲和胎儿的生命。如果患上妊娠高血压综合征，即使症状较轻，孕妇也一定要在家静养（参照本书89页）。身体尽量不要动，最多只能稍微做点儿家务。一定要停止工作，即使在日常生活中，也要节制购物、盆浴、性交等可能引起血压升高的事情。

另外，在饮食方面，一定要控制盐分和能量的摄取，要尽可能地注意避免血压的上升。根据需要，医生可能会让孕妇吃些降压药。

如果病情严重，有必要住院治疗。

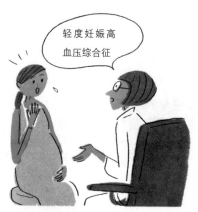

轻度妊娠高血压综合征

如果患上轻度妊娠高血压综合征，不用过度担心

高风险孕妇

患有妊娠高血压综合征的孕妇，据说占全体孕妇的10%。在很多情况下，怀孕32周以后发病的孕妇，症状都比较轻，而发病时间越早，病情就越容易加重，发展为重症的概率也更高。

容易患妊娠高血压综合征的孕妇，一定要在怀孕初期就开始注意健康管理。

一般来说，下列类型的孕妇容易患妊娠高血压综合征：肥胖、口味偏重、家族中有高血压病人、上次怀孕时患有妊娠高血压综合征、多胎妊娠、有糖尿病或肾脏病等慢性病、35岁以上的高龄产妇（高龄初产）。

● 容易患妊娠高血压综合征的人 ●

容易患妊娠高血压综合征的人在怀孕初期，就要开始防止血压升高，注意健康管理，养成良好的饮食、运动等生活习惯

● 家族中有高血压病人
● 以前患过妊娠高血压综合征

● 怀孕之前比较胖

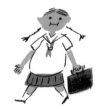

● 怀孕后体重突然增加

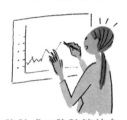

● 喜欢重口味的食物，喜欢多盐的膳食

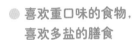
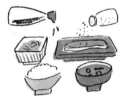

● 喜欢多油的食物或甜食

● 双胞胎或三胞胎等的多胎妊娠

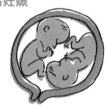

● 工作时间比较长，容易疲劳或精神紧张

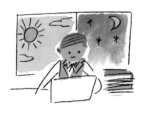

● 35岁以上的高龄分娩（高龄初产）

35岁以上

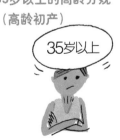

● 有糖尿病或肾脏病等慢性病

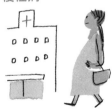

预防要点

良好的生活习惯可以在一定程度上预防妊娠高血压综合征。

为了不过多地增加体重，吃饭的时候一定要控制能量的摄取，每天坚持轻微运动。膳食中的盐分容易使血压升高，因此注意不要摄取过多的盐分。每天盐分的摄取量在8克以下。

对于工作或家务不要过于操劳。疲劳、睡眠不足、精神压力大都会引起妊娠高血压综合征。

怀孕期间一定不要逞强，感到疲劳就要休息，这非常重要。一定要按期进行孕检，由医生进行全面检查，并对身体的状态做出诊断。

● 妊娠高血压综合征的预防方法 ●

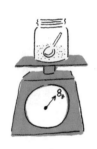

每天的盐分摄取量要在8克以下

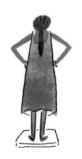

控制饮食的热量，做好体重管理

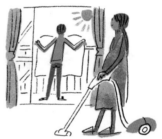

做工作和家务时不要太逞强

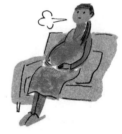

感到疲劳就要休息

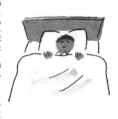

每天保证充足的睡眠时间

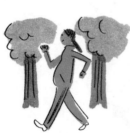

养成每天遛弯等轻微运动的习惯

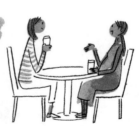

精神不要紧张，注意放松心情

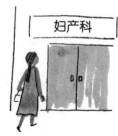

定期做孕检

注意妊娠糖尿病

有糖尿病的孕妇和没有该病的孕妇相比，更容易患妊娠高血压综合征。

怀孕之前没有糖尿病，怀孕之后，发现血糖偏高，被诊断为糖尿病，这种情况被称为"妊娠糖尿病"，一般来说，这类孕妇患妊娠高血压综合征的风险比较高。

即使是妊娠糖尿病，也和平时患有糖尿病的人一样，有必要通过膳食疗法或胰岛素治疗控制血糖。有些产妇的血糖值在产后会恢复到正常值，但也有一些人不能恢复到正常值。如果不能恢复，就必须继续治疗。

● 妊娠糖尿病的影响 ●

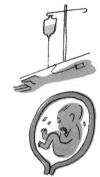

● 生产的时候，剖宫产的概率比一般孕妇高2～4倍

● 到了妊娠末期，胎儿的状态会变差

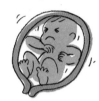

● 如果血糖管理不好，可能生出巨大儿（4千克以上）

● 如果血糖管理不好，容易患妊娠高血压综合征

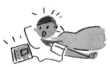

● 产后血糖值也居高不下，有发展为糖尿病的可能性

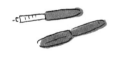

温馨提示

膳食减盐的窍门

妊娠高血压综合征是在妊娠末期容易患上的疾病，出于预防的考虑，希望孕妇在妊娠初期，就在膳食上注意控制盐的摄入量。

平时吃饭，为了减少盐分的摄入，需要多花心思。做饭的时候，熬汤时多放些肉和菜，减少汤汁，调味要用计量专用勺，严格遵守用量，等等。

另外，不用盐调味，而是灵活地运用水果或醋的酸味、蔬菜的香味等调味，这些也有不错的效果。

方便食品、便利店售卖的盒饭、饭店的菜肴，总的来说味道都比较重，含盐量比较高。不要怕麻烦，尽量吃自己做的饭，养成习惯，这样有利于预防妊娠高血压综合征。

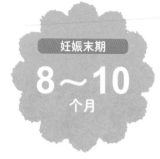

多胎妊娠需要注意什么？

一次妊娠同时怀有两个或两个以上胎儿，称为多胎妊娠。多胎妊娠容易出现问题，因此在妊娠和生产时，为了母体和胎儿平安无事，要考虑周全。

同卵和异卵

多胎妊娠的大多数情况都是双胞胎。双胞胎又有同卵双胞胎和异卵双胞胎之分。同卵双胞胎是一个精子使一个卵子受精所形成的受精卵，分裂后成为两个受精卵而发育形成的；而异卵双胞胎是本来就有两个卵子，每个卵子各自受精，同时成长而形成的。

同卵双胞胎因为是同一个受精卵分裂为两个而形成的，因而婴儿的脸型、性格都非常相似。而异卵双胞胎，由于是由不同的受精卵成长而成的，因此脸型或性格可能有不同之处，性别也可能不同。

同卵双胞胎大多数都是两个胎儿共有一个胎盘。如果共有一个胎盘，需要特别细心地观

同卵双胞胎和异卵双胞胎的差异

同卵双胞胎	异卵双胞胎
● 两个胎儿共有一个胎盘	● 两个胎儿各有各的胎盘
★ 如果给胎儿输送的血流量不平衡，可能会出现一个胎儿发育不全的问题。有必要细心观察妊娠过程	★ 和同卵双胞胎相比，不容易出现问题
★ 胎儿性别一定相同	★ 胎儿性别可能不同

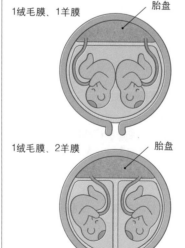

1绒毛膜、1羊膜　胎盘

1绒毛膜、2羊膜　胎盘

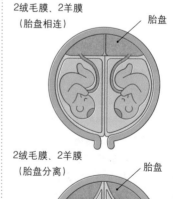

2绒毛膜、2羊膜（胎盘相连）　胎盘

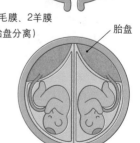

2绒毛膜、2羊膜（胎盘分离）　胎盘

察妊娠经过。这是因为，从胎盘获取的营养如果偏向其中一个胎儿，另一个胎儿就会因为营养不足而出现发育障碍。

如果已经确诊怀了双胞胎，就有必要尽早确认胎儿是否共有一个胎盘。

注意妊娠高血压综合征、早产

多胎妊娠，在怀孕6个月左右，多胎孕妇的腹部比单胎孕妇变大明显，并且胎儿的重量也比一个胎儿要重，因此血流量也会增加，孕妇的负担比较大。

这样就导致孕妇容易患妊娠高血压综合征，出现浮肿或贫血等症状。另外，由于肚子很大很重，容易发胀，就可能引发先兆流产或早产。多胎妊娠在妊娠30周左右出现先兆流产的风险比较高，因此，为了预防早产，医生可能建议孕妇住院。

如果顺利，可以自然分娩

如果妊娠过程顺利，两个胎儿都是"头位"（头朝下）的话，可以阴道分娩。但是，如果第一个胎儿是"臀位"（头朝上），就要剖宫产。

如果第一个胎儿是头位，另一个胎儿是臀位，根据情况可以选择阴道分娩或剖宫产。

如果胎儿是三人及以上，要一律进行剖宫产。另外，如果孕妇患病、身体状态不良，也要进行剖宫产（＊）。

如果是多胎妊娠，在怀孕期间就要去医院就诊，让医生好好检查身体状况，还要了解清楚采取什么样的分娩方法，什么情况下可以进行阴道分娩，什么情况下要进行剖宫产，这些也最好都事先听听医生的意见。

● 双胞胎的分娩方法 ●

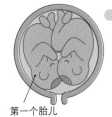

● **两个胎儿都是头位
（头朝下的状态）**

可进行阴道分娩

第一个胎儿

● **第一个胎儿是臀位（头朝上的状态）**

剖宫产

第一个胎儿　　　　第一个胎儿

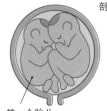

● **第一个胎儿头位
另一个胎儿臀位**

根据情况而定

第一个胎儿

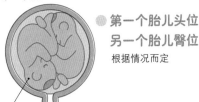

● **三胞胎以上**　原则上进行剖宫产

多胎的情况下，因为容易早产，在怀孕8～9个月的时候，大多数孕妇会住院待产

＊最近，只要是双胞胎，有些医院也实施剖宫产

如果被诊断为"胎儿臀位"怎么办？

腹中胎儿呈现头在上面的姿势，这种状态称为胎儿臀位。胎儿臀位分娩的风险比较高，因此采用剖宫产的概率很高。

胎儿臀位的分娩风险高

一般来说，腹中胎儿都是头朝下（头位），出生时头部先出来。但是到了妊娠28周左右，如果胎儿的头还在上面，医生会告诉你胎儿是臀位。

如果分娩时，胎儿还是臀位，会有各种风险。可能会出现胎儿的脚先出来，而最大的头堵在里面怎么也出不来的情况。还有，脐带夹在胎儿的头和产道之间，胎儿有一时缺氧的可能性。如果出现这种情况，就会危及胎儿生命，在分娩中出现胎儿心率恶化，容易引发破水等，与头位的分娩相比，胎儿臀位的分娩更容易出现问题。因此，最近大多数人都选择剖宫产。

被诊断为胎儿臀位也不用担心

妊娠28周左右，如果医生告诉你胎儿是臀位，也没有必要因此而紧张。即使这个时期胎儿是臀位，到了分娩前也有可能回到头位。

腹中胎儿是在经常活动中的，临近分娩，胎儿自己会变换成容易出生的姿势。一般来说，大约在32周之前，胎儿自己可以转到头位。 因此，即使最初医生告诉你胎儿是臀位，也没有必要过分担心。但是如果到了34周左右，胎儿臀位没有改变的话，分娩时胎儿还是臀位的可能性就很高了。

修正胎儿臀位的动作

医生在告知孕妇胎儿臀位的同时，也会建议孕妇做一些修正胎儿臀位的动作或体操。大家知道，动作或体操虽然不一定能够修正胎儿臀位，但是会有一定的效果。孕妇要在医生的许可、指导下试一试。

在修正胎儿臀位的动作中，最有代表性的动作就是"胸膝位"（胸部和双膝贴住床，将屁股抬高）和侧卧位（睡觉时身体侧卧）。但是，如果这些动作引起肚子发胀，就一定要停止。一定要在医生的指导下做这些动作。

● 修正胎儿臀位的动作 ●

胸膝位 10~15分钟/日

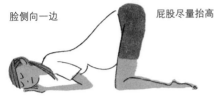

胸部和双膝紧
贴床面

脸侧向一边

屁股尽量抬高

双膝弯成直角

侧卧位 睡觉时的姿势

脸冲着和平时睡觉相反的
方向睡觉

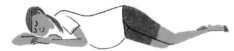

做这些动作时，如果觉得很难受，
肚子发胀，就要停止

● 各种各样的胎儿臀位的姿势 ●

臀位 屁股在下面的姿势

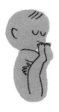

单臀位
屁股在下面，
两条腿向上伸
直。这是臀位
最多的类型。
有时候也能阴
道分娩

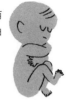

全臀位
屁股在下面，两
条腿和膝盖弯曲
向下的姿势

足位 腿伸开的姿势

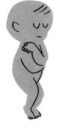

双足产式
双腿伸开的
姿势

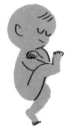

单足产式
一只腿向下伸
出的姿势

膝位 膝盖弯曲向下的姿势

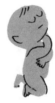

双膝产式
双膝跪立的
姿势

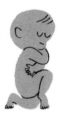

单膝产式
单膝跪立的
姿势

99

如果过早开始做这些修正胎儿
臀位的动作，胎儿有可能会改变其
姿势，因此一定要在妊娠30~32周
再做。

温馨提示

预产期临近，
注意早期破水

在胎儿臀位且预产期越来越近的状
态下，要非常注意阵痛之前不要出现破
水。在运动中活动身体的时候，受到冲
击就可能会引发破水。

如果出现破水，脐带先出来的话是
非常危险的，因此一定要马上去医院。

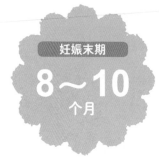

妊娠末期常见的身体不适有哪些？

随着肚子越来越大，动作也越来越不方便，除此之外，浮肿、静脉曲张、尿频、漏尿等症状也开始出现。还差一步就要分娩了，再坚持一下。

头痛

分娩日越来越近，孕妇由于不安或紧张，就容易感到头痛和失眠。不要对各种事情想得太多，听听喜欢的音乐，看看电影，保持心情愉快非常重要。

失眠

怀孕期间由于不安或紧张，有些孕妇夜里睡不好觉。这种时候，在睡觉前可以花点时间放松放松，读读书、听听音乐。

另外，由于到了妊娠末期，肚子很大，躺着很困难。这时就不要采用仰卧的姿势了，建议采取上半身侧卧，身体侧向一边，一个膝盖弯曲的侧俯卧位。

侧俯卧位

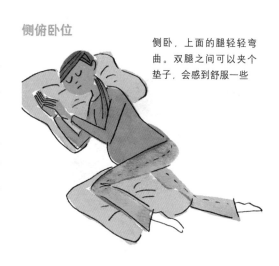

侧卧，上面的腿轻轻弯曲。双腿之间可以夹个垫子，会感到舒服一些

尿频、漏尿

由于子宫变得很大，容易压迫膀胱，就会感到尿意频频。孕妇上厕所的次数增加，睡觉的时候，有时会因为憋尿醒来。

虽然有些孕妇会觉得总是去厕所很麻烦，但是有尿意时一定不要憋着。如果憋着不去厕所，容易引发膀胱炎。

孕妇咳嗽、打喷嚏的时候，腹压增加，膀胱受到压迫，容易引发漏尿。这也是因为子宫变大，膀胱容易被压迫而出现的症状。如果出现漏尿，可以使用防漏护垫或卫生巾。

浮肿

怀孕期间，由于体内组织的水分增加，容易引起浮肿。特别是到了妊娠末期，很多孕妇都会出现浮肿的症状。如果只是晚上手脚有些浮肿，睡一晚之后能够改善的话，就不必太担心。

如果总是不消肿，有可能是患上了妊娠高血压综合征，一定要去医院就诊。静养、饮食上减盐对预防浮肿有一定的效果。

手足抽筋、发麻

由于子宫变大，血管受到压迫，会导致血液循环不良。如果再伴有浮肿的话，就会越来越妨碍血液循环，压迫神经。因此，手脚会经常发麻、抽筋。为了改善血液循环，做些轻微运动，洗澡时做做按摩都会有一定的效果。另外，坐着或睡觉的时候，可以将脚部垫高，促进血液循环。

● 妊娠末期的其他身体不适 ●

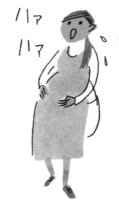

● **心悸、呼吸短促**

子宫变大，心脏或肺被压迫

● **便秘、痔**

怀孕期间由于激素的影响和变大的子宫的压迫，肠的蠕动变得迟钝而所引起的

● **头痛、肩膀酸痛**

由于乳房发胀、肚子沉重，容易引起肩膀酸痛。对生产、育儿的不安也会引起紧张性头痛

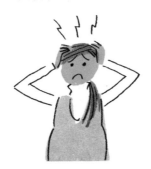

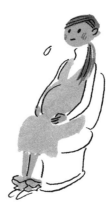

孕妇多发膀胱炎

怀孕期间由于免疫力低下，容易引起细菌感染，患膀胱炎的概率增大。如果患上膀胱炎，就会出现尿频、排尿疼痛、残尿感、发烧等症状。如果是轻度的膀胱炎，孕妇只要多喝水，服用抗生素进行治疗就行了。但是如果病情严重，则需要住院治疗。

妊娠末期 8~10 个月

如何应对胎盘和羊水的问题？

如果胎盘或羊水出现问题，相比于正常情况下的妊娠，就要多加注意了。即使突然出血或破水，也要做到能够冷静处理，因此孕妇要事先了解一下有关的基本知识。

前置胎盘

胎盘是母体为了向胎儿输送营养和氧气而形成的特殊脏器。从胎盘伸出的脐带和胎儿的肚脐相连，胎儿从这里吸取营养和氧气。

通常，胎盘位于离子宫口比较远的子宫的上方（子宫底），嵌在子宫壁上。但是，胎盘有时候也会位于子宫口附近，或者覆盖住子宫口，这种情况称为"前置胎盘"。前置胎盘在妊娠28周以后才能被诊断出来。

前置胎盘使胎儿的发育比较缓慢。进入妊娠末期，如果胎盘的一部分延伸到子宫口附近，就会有部分胎盘脱落的危险。这种情况下，孕妇会出现大出血，所以一定要警惕。有时候在大出血的1~2周之前，作为前兆，有的孕妇可能会出现少量出血。如果是前置胎盘，即使出血量很少，也要马上去医疗机构就诊。前置胎盘一般来说都会采取剖宫产。

胎盘早剥

一般来说，婴儿出生以后胎盘才会脱落。但是，怀孕期间由于某

● 胎盘位置异常 ●

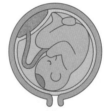

● **正常胎盘**
胎盘位于离子宫口比较远的子宫的上方（子宫底）

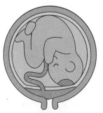

● **完全性前置胎盘**
宫颈内口全部为胎盘组织所覆盖的状态。通过剖宫产生产

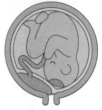

● **部分性前置胎盘**
宫颈内口的一部分为胎盘组织所覆盖的状态。通过剖宫产生产

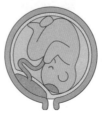

● **边缘性前置胎盘**
胎盘边缘附着于子宫口的状态。在有些情况下也能够阴道分娩

第一次孕产必备 怀孕·生产·0岁育儿

102

种原因，正常位置的胎盘脱落，伴随出血，引起剧痛，这种现象被称为胎盘早剥，在妊娠末期容易发生这种情况。

胎盘脱落的程度虽然各有不同，但脱落面积越大越危险。如果胎盘完全从子宫脱落，由于营养和氧气不能输送给胎儿，胎儿就会死亡。

孕妇如果出现伴有疼痛的出血，一定要立刻去医疗机构就诊。

羊水过多或减少

子宫内保护胎儿的羊水在怀孕后会一点点增多，妊娠7~8个月达到最多，之后开始一点点减少，到10个月的时候，羊水的量就固定下来了。不论妊娠月数，羊水量超过800毫升称作"羊水过多"，低于100毫升称作"羊水过少"。

即使羊水过多或羊水过少，很多孕妇也能顺利生产，不用过度担心。每个人羊水的量都不一样，没有必要为了量多量少而紧张。

早期破水

阵痛前的破水被称为早期破水。通常的破水，因为流出的羊水的量很大，孕妇会有感觉。如果是少量流出，孕妇很难区分是漏尿还是破水。

如果孕妇怀疑破水了，就要马上去医疗机构就诊。

发生早期破水就要住院，1~2天内就会发生阵痛，进行分娩。如果没有发生阵痛，就要使用阵痛促进剂，进行人工阵痛。破水后，细菌感染等的风险很高，所以一定不能淋浴或盆浴。

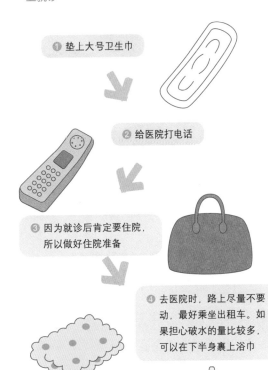

● 发生早期破水怎么办 ●

破水后有细菌感染的可能性，一定要马上就诊

① 垫上大号卫生巾

② 给医院打电话

③ 因为就诊后肯定要住院，所以做好住院准备

④ 去医院时，路上尽量不要动，最好乘坐出租车。如果担心破水的量比较多，可以在下半身裹上浴巾

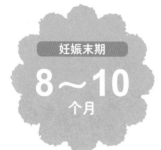

妊娠末期

8～10 个月

准备婴儿用品

肚子太大了，出去买东西也会成为负担。在身体状况良好的时候，准备一下婴儿用品，布置一下婴儿区。

● 婴儿区的布置方法 ●

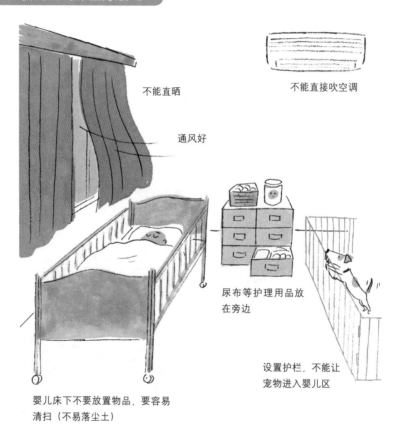

不能直晒

不能直接吹空调

通风好

尿布等护理用品放在旁边

设置护栏，不能让宠物进入婴儿区

婴儿床下不要放置物品，要容易清扫（不易落尘土）

布置婴儿区

产后因为要全心全意照顾宝宝，没有时间重新布置房间。因此要在孩子出生之前，给宝宝准备好生活空间。

刚刚出生的宝宝每天都在睡觉，因此，婴儿区必须要有婴儿床和婴儿被褥。不要让阳光直接晒到婴儿区，远离空调出风口。婴儿床和被褥附近，可以放上纸尿裤和婴

第一次孕产必备 怀孕·生产·0岁育儿

● 如何备齐婴儿用品 ●

● 寝具类

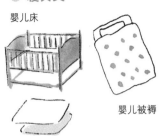

婴儿床

婴儿被褥

防尿垫

婴儿床用的时间很短，可以租借
或用二手货

● 洗浴用品

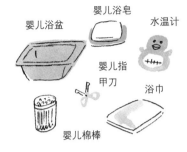

婴儿浴盆　　婴儿浴皂　　水温计

婴儿指
甲刀

浴巾

婴儿棉棒

婴儿浴盆可以选用正好可以放
在水槽里的型号，这样给宝宝
洗澡时比较方便省力

● 授乳用品

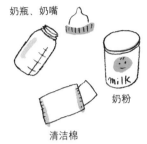

奶瓶、奶嘴

奶粉

清洁棉

因为要给孩子喂凉白开，以及
在没有母乳时会用到奶粉，所
以要备齐有关的喂奶用品

● 尿布用品

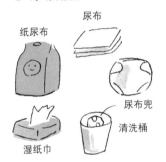

尿布

纸尿布

尿布兜

湿纸巾

清洗桶

如果使用尿布，就要准备洗尿布
的桶和洗洁剂。尿布上铺的尿布
衬也要准备

● 外出用品

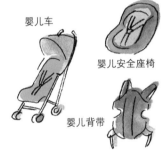

婴儿车

婴儿安全座椅

婴儿背带

婴儿车可以租赁。新生儿用A型
婴儿车比较好。婴儿背带选用可
以背、抱两用的背带

● 婴儿衣服

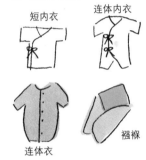

短内衣　　　　连体内衣

连体衣

褪褓

根据季节准备。尺寸很快就会改
变，因此不要买很多

儿湿纸巾等用品，方便换用。如果家里有宠物，一定要想办法加设栏杆，不要让狗或
猫钻到婴儿的被褥中。

备齐婴儿用品

很多父母对于马上就要降生的宝宝充满了期待之情，从而不由自主地购入各种各
样的婴儿用品。而实际上，很多父母在开始育儿以后就发现，很多东西不是很少用，
就是根本没什么用。

不要预先买很多，而要少买，如果不够用，到时候再买就好了。

婴儿床和婴儿车可以租借，除了省钱之外，不用的时候，还不用担心没有地方
放。婴儿基本上穿得比较少，衣服尺寸也在不停地变化，因此没有必要买很多婴儿
服。也可以从已经做了妈妈的朋友那里要一些她们的孩子穿过的衣服。

开始做住院准备

准备婴儿用品的同时，做好自己住院的准备也很重要。考虑到早期破水或早产，早些准备住院的必需品，将这些物品事先放在一个大包里。

早些做好住院准备

进入妊娠末期，要准备住院待产所需要的东西，将这些物品事先放到包里。住院时，除了睡衣、拖鞋、洗漱用具之外，还要准备产后必需的卫生巾、产褥内裤、授乳

住院待产用品清单

为了防备突然分娩或住院，事先将住院时的必需用品都放到一个旅行袋之类的包里，做好准备

●睡衣

●毛巾、浴巾、纱布手帕

●洗漱用品

●产褥内裤、产褥垫、卫生巾

●授乳用的胸罩、防溢乳垫

●拖鞋

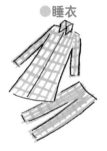
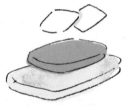
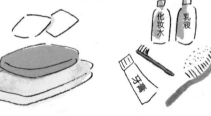
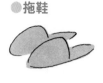
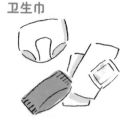
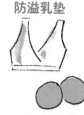

●钟表（确认喂奶时间）

●现金

●母子健康手册、身份证、就诊卡

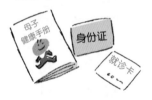

用的胸罩和防溢乳垫等。

关于住院时需要的物品，可以在参加准妈妈学习班等活动时请教老师，也可以在做孕检的时候，直接问问医疗机构负责相关事务的人员。

有些孕妇可能觉得在预产期之前准备好就行了，但是在突发情况下会措手不及，比如有人可能会因为妊娠高血压综合征等疾病住院，也可能因为早期破水或是早产等住院，这样可能在住院中就分娩了。如果事先将所有东西打包好，发生紧急情况时就不会手忙脚乱。

阵痛有可能发生在夜里，事先要确认好医院的夜间服务台。

住院期间，家里的事情也要安排好

孕妇生产时住院的时间，顺产需要1周左右，剖宫产需要2周左右。另外，如果生产过程中出现问题，住院时间可能比预想的更长。因此，产妇在住院期间，家里的事情也要安排好，都交给丈夫来管。

事先和丈夫说清楚扔垃圾的时间，公共事业费等的支付方法，日用品以及厨房的厨具放在哪里等。另外，如果丈夫不知道怎样使用洗衣机或微波炉，正好利用这个机会让他学会。

● **住院期间安排好家里的事情** ●

● 扔垃圾的日子以及垃圾的分类方法

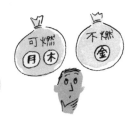

● 日用品的位置

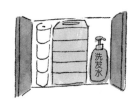

● 公共事业费等的支付方法

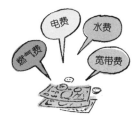

● 洗衣机或微波炉的使用

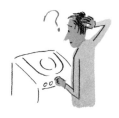

因为早产或早期破水等原因会出现紧急住院的情况。临近产期，一下子让丈夫记住这么多事情确实有些难，因此可以在怀孕初期就开始让丈夫帮助做一些家务。

住院期间不要过分担心家里的事情

如果平时丈夫不做任何家务，产妇住院期间不免会担心，不过不用太在意。不要期待丈夫能够完美地做好家务，只要差不多就行了。

临近生产时，首先要考虑的是生产，其次才是家务事。即使家里乱一些，出院以后，用两三天打扫一下，也就整洁如初了。产后过上一段时间，你就会觉得这些事情都是不必烦恼的小事。

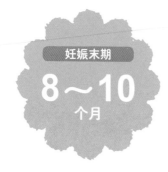

妊娠末期
8～10 个月

预产期临近，应该做什么？

进入临月，胎儿往下走，胎动也越来越少，分娩的日子越来越近。第一次生孩子，产妇一定会经常感到不安和紧张，但还是要放松身心，等待分娩。

临月的身体变化

临近生产，不论是母体还是腹中的胎儿，都在一点点地发生变化。

作为母体，因为胎儿往下走，胸部和胃部不再难受，不再感觉心悸，食欲也开始恢复。由于膀胱被下坠的胎儿压迫，孕妇开始感到尿频或漏尿。另外，孕妇会感到耻骨或大腿根疼，肚子胀的感觉也更加频繁，白带增多。

进入临月，腹中胎儿的各个脏器都已经形成，越长越胖，皮肤变得既光滑又有弹性。胎动减少，胎儿的头已经固定在骨盆中，为了临产万事齐备，开始准备好出生的姿势。

放松身心待产

发生变化的不仅仅是孕妇的身体，在心理上孕妇也会感到非常不安和紧张，比如，第一次生小孩会怎么开始呢？自己在生产过程中能过顺利度过吗？阵痛、分娩时进行的处置，分娩时出现的问题等，各种各样的知识和信息得到的越多，担心的事情就越多。你可以问一问做了妈妈的熟人，和她们说说你所担心的问题，也可以咨询医生、护士或助产士，听听他们的意见。

另外，不必拘泥于预产期。在预产期这一天出生的婴儿实际上是很少的，所以，即使过了预产期也不用着急，更不必慌张。"这几天就要生了吧"，以这样的心态让自己放松，等待分娩。

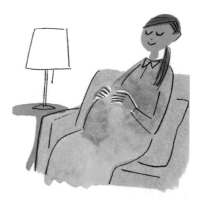

即使接近预产期，生活上也不要紧张，要放松身心

第一次孕产必备 怀孕·生产·0岁育儿

放松的秘诀

不要从早到晚都考虑分娩的事情，这样做只能更加不安。可以听听喜欢的音乐，读读书，看看电影，有段时间忘掉即将分娩的事情很有必要。

孕妇也可以通过练习阵痛时要用到的呼吸法（拉梅兹分娩呼吸法等）让自己心情平静下来。如果孩子的名字还没有定下来，也可以想想孩子的名字。

在放松心情的同时，为了即将到来的分娩，要注意身体健康管理。每天生活要有规律，保持膳食平衡，保证充足的睡眠。一旦开始分娩，阵痛时间会很长，并且非常消耗体力。在这段等待时间内，保证充足的营养和睡眠是非常重要的。

● 为了顺产的呼吸法 ●

为了更好地避免疼痛、消除紧张，使分娩顺利进行，呼吸法很有效。以模拟实际分娩过程所做的想象训练和放松身心为目的，平时就要练习呼吸法。

1 潜伏期
（阵痛间隔5～10分钟）

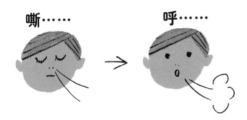

慢慢地深呼吸一次。然后，用鼻子吸气3秒钟，从口里呼出气

2 活动期
（阵痛间隔2～4分钟）

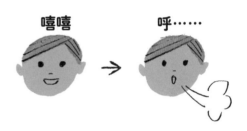

深呼吸以后，2次短促吐气之后，长长地吐气

3 活动期
（阵痛间隔1～2分钟）

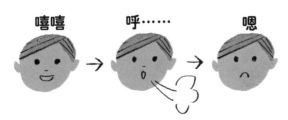

这时候，很想用力，但一定要忍住。做完深呼吸之后，发出两次短促的"嘻嘻"声，然后再长长地呼出一口气，接着使劲"嗯"一声，腹部用力

4 娩出期
（阵痛间隔1～2分钟）

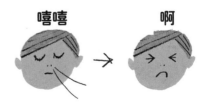

慢慢呼吸之后，大吸一口气，然后憋一口气，再"啊"使出全身的力气。觉得难受的话，可以喘口气休息一下，做深呼吸

为了顺产的体操

髋关节的拉伸运动

盘腿坐，后背伸直。鼻子吸气，然后一边呼气，一边用两手将膝盖向下压，这个姿势保持5秒钟

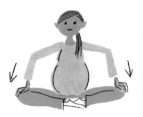

习惯以后，可以不盘腿，而是将两只脚的脚心相对并且坐好，做同样的动作

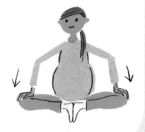

下蹲

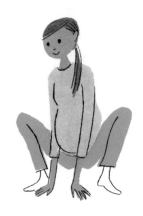

两腿尽可能地拉开，慢慢地蹲下。手放在身体的前面着地，重心略微前倾

大腿的运动

两脚开立，与肩同宽，后背伸直，慢慢放低重心

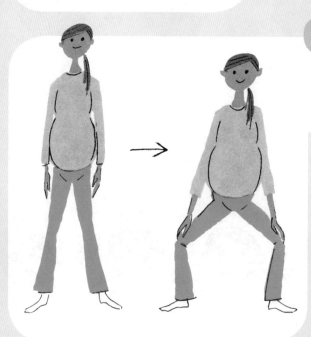

练习体操时的注意事项

◆ 医生说要静养的时候不要做

◆ 各项练习，每天最多做10次。不要过度练习

◆ 如果感到肚子胀痛、疲劳，一定要马上停止

Part 2

临产渐近，
无须担心

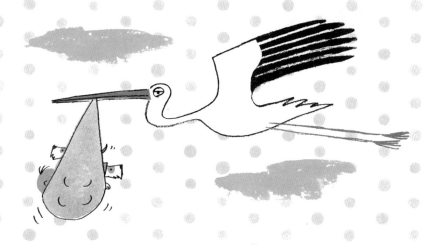

产程

在此期间住院，产妇一边忍着强烈的阵痛，一边等待宝宝的降生。首先了解一下从分娩开始到宝宝出生的过程吧。

	分娩第 1 期（开口期）	
	潜伏期	**活动期**
所需时间	初产妇8~16小时	初产妇4~8小时
子宫口开大	0~3厘米	3~8厘米
宝宝的状态		
阵痛间隔	● 子宫收缩时间为20~30秒 ● 阵痛间隔5~10分钟 	● 子宫收缩时间为30~45秒 ● 阵痛间隔2~4分钟
身体的变化	阵痛来时，感到肚子胀，仿佛痛经一般的疼痛，骨盆受到压迫。这时候，会出现见红的情况（少量出血）	阵痛期间，有些产妇想吐或感到寒冷，腿抽筋，腰疼。产妇觉得阵痛的部位渐渐地下移
医院对应的处置	住院后，医生通过内诊确认子宫口的开口情况和胎儿的下移情况。测量血压，做超声检查等，用分娩监视装置检查子宫的收缩状态和胎儿的心率	进入阵痛室，通过分娩监视装置进行监视。根据母体和胎儿的情况，医生可能临时决定改为剖宫产

	分娩第2期（娩出期）	分娩第3期（后产期）
	娩出期	后产期
初产妇2小时	初产妇2小时	初产妇20～30分钟
8～10厘米	10厘米（子宫口全开）	—

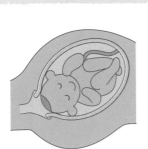

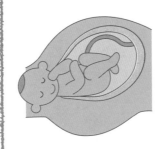

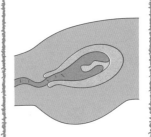

| ● 子宫收缩时间为45～60秒
● 阵痛间隔1～2分钟 | ● 子宫收缩时间为45～60秒
● 阵痛间隔1～2分钟 | |

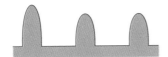

| 腰疼更加剧烈，有些产妇疼痛时感到想吐，手脚发麻。体温调节紊乱，有人感到热得出汗，也有人觉得发冷。破水后，感觉想要使劲排便，可以用呼吸法分散注意力 | 比之前的阵痛更加剧烈（收缩），很想使劲排便。按照助产士的指示用力，在阵痛的间隙可以深呼吸放松。最后，随着用力，胎儿的头终于若隐若现（胎头拨露），再进一步就能看到婴儿的头（胎头着冠），在此状态下，产妇感到会阴部火烧一般的疼痛，婴儿诞生 | 婴儿出生后，还会有些轻微宫缩，感到轻微阵痛。这个时候使劲，胎盘会被排出（后产） |
| 通过内诊检查子宫口的开口状态，胎儿下移的情况，同时，通过分娩监视装置进行监视。子宫口全开之后，向分娩室移动。一定要确保血管在紧急情况下可以打点滴，根据需要，可以进行导尿（清空膀胱的处置）、剃毛等。阵痛弱的时候，可以考虑打阵痛促进剂 | 胎儿的头出来的时候，为了避免会阴撕裂，一般都要进行会阴切开。还有，如果婴儿的头总是不出来，医生会实施吸引分娩或产钳分娩。婴儿全身娩出后，切断脐带 | 胎盘被排出之后，医生进行会阴缝合。医生需要2个小时观察出血情况等，在此期间产妇在分娩室不动，躺着休息。之后，如果没有问题，就可以回病房了 |

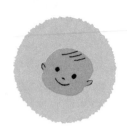

开始分娩的征兆是什么？

孕妇出现见红、阵痛、破水的任何一种征兆，就表示要生了。这时要开始做好住院准备。

见红

所谓见红，是指孕妇出现少量的血性分泌物。越接近分娩日，子宫的收缩越强，子宫口渐渐打开。这时候，包着胎儿的卵膜和子宫壁发生摩擦，引起出血。见红时血液的颜色为红色或粉红色，出血一段时间之后，流出的血液可能变成茶褐色。另外，见红时几乎没有疼痛感。

很多孕妇在阵痛之前就会出现见红，见红之后并不会马上就开始阵痛。一般来说，几天之内就会出现阵痛。所以，仅仅因为见红，没有必要马上住院，踏实下来静等阵痛的到来。

见红并不是所有产妇都会出现的分娩信号。有些人没有见红就开始阵痛，还有些人开始阵痛之后才见红。

见红的出血量很少，如果是大量出血而且伴随疼痛，可能是出现了异常，一定要马上联系医院，按照医院的要求去做。

阵痛

阵痛是为了将胎儿往外挤出，子宫收缩而产生的疼痛。子宫收缩时，产妇会感到肚子胀痛。

阵痛刚刚开始的时候没有规律，持续时间短，也不是那么疼（产前阵痛）。随后，阵痛会渐渐变得有规律，疼痛也越来越剧烈，这时候才算进入了真正的阵痛阶段。而且，阵痛的时间间隔也越来越短。如果是初产妇，阵痛间隔为10分钟左右，如果是经产妇，阵痛间隔为15分钟，这种情况一定要联系医疗机构。

即使阵痛间隔已经是10分钟了，也不会马上分娩。分娩的时候，子宫口要开到10厘米（宫口全开），

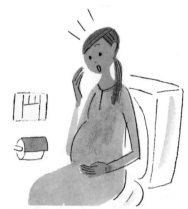

即使见红（少量出血），也不会马上开始阵痛

而要等到宫口全开的话，如果是初产妇，据说平均需要15小时。因此，没有必要慌慌张张地赶往医院。首先打电话给医院，按照医生的指示，从容不迫地开始做住院准备。

第一次孕产必备　怀孕·生产·0岁育儿

● 出现分娩的前兆怎么办?●

破水（早期破水）	阵痛（产前阵痛）	见红
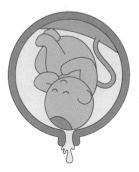	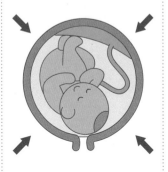	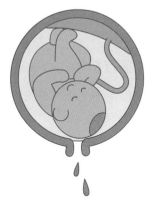
包着胎儿的羊膜破裂，羊水从子宫内流出的现象。一般来说，随着不断地阵痛，子宫口开大之后才会发生破水。但是，也有些产妇在阵痛之前就破水了（早期破水）	由于子宫收缩而产生的肚子胀痛。开始的时候，疼痛比较弱，疼痛的间隔也不规律，这时候还没有开始真正的阵痛	出现月经似的血性分泌物（少量） ★ 如果只是见红，不必联系医院，等待出现阵痛 ★ 如果出血多，出血不止，一定要马上联系医院，然后住院
★ 如果阵痛开始前就出现破水，一定马上联系医院，然后住院（参照本书103页）	★ 阵痛变强，阵痛间隔10分钟时联系医院。接到可以来医院的指示后再去医院	★ 前置胎盘等异常的可能性比较高

破水

破水是指包着胎儿的羊膜破裂，羊水从子宫内流出的现象。一般来说，阵痛越来越强，接近子宫口全开的时候就会出现破水。但是，有些产妇在阵痛之前就破水了。这种情况也不少见，被称为早期破水。(参照本书103页)

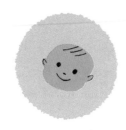

联系医疗机构，办好住院手续

即使出现了分娩的先兆，也不一定需要马上住院。事先向你预计生产的医疗机构确认清楚，在什么情况下联系该医院，以及必须住院。

联系医疗机构

什么时候和医疗机构联系，各个医疗机构多多少少有些不同。一般来说，见红时没有必要联系医院。

开始阵痛后，阵痛变得有规律的时候可以先给医疗机构打电话，告诉医务人员你已

● 怎样给医疗机构打电话联系 ●

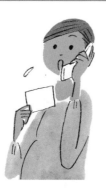

● 如果出现阵痛，要告知医院阵痛开始的时间，阵痛的间隔，有没有见红、破水

● 如果出现破水，要告知医院破水发生的时间、羊水流出量和间隔等

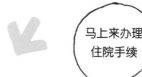

马上来办理住院手续

● 医院会告诉你"马上来医院住院"等

● 确认办理住院手续的窗口在哪里，如果是夜里，还要问清楚夜间的入口在哪里等

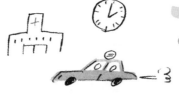

● 根据从家到医院的距离，利用的交通工具等估算一下到医院的大概时间，这些也要告诉医院

不叫救护车

◆ 发生阵痛或破水的情况下，不要叫救护车。只有在大量出血等紧急情况发生，或者是婴儿马上就要出生、婴儿已经生下来的情况下才叫救护车。

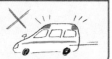

经开始阵痛了。打电话的时候，你要测一下阵痛的间隔时间，将情况告诉医务人员。一般来说，医院的医务人员会告诉你阵痛变为间隔10分钟的时候再来医院。

给医院打电话的时候，一定要问清楚什么情况下必须去医院，在哪个窗口办理住院手续，如果是在夜里，还要问清楚夜间的入口在哪里等。

不论有没有阵痛，如果破水了，一定要马上住院，所以要先给医院打电话，然后马上去医院。

联系家人

和医疗机构联系之后，一定要给在单位的丈夫或父母等家人打电话，向他们说明情况。一旦住院再给家人打电话就不方便了。很多医疗机构都禁止在医院里使用手机。

去住院的时候，无论是家人开车送你，还是希望医院帮你拿一下随身行李，所有这些最好都在电话中事先咨询一下。

必须马上住院的时候，孕妇乘出租车去医院，住院所需用品不能全部随身携带。这种情况，可以让家人过后再送过去。

去医院住院时的注意事项

产妇去医院，一定不要自己开车。在开车的过程中，身体可能会发生变化，并且在出现阵痛的状态下开车，会分散注意力，因此非常危险。另外，出家门时，不要忘记确认一下是否锁门、关火了。

不知道什么时候开始分娩，出门在外也有可能开始阵痛。因此到了临月，一定要将自己做孕检的医疗机构的电话号码存好，并携带好母子健康手册、医保卡、身份证、卫生巾。

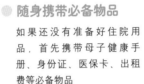

● 去医院时的注意事项 ●

● 联系家人

如果孕妇发生阵痛时是一个人，就要联系丈夫和亲人，告诉他你要住院生产，请他们陪自己去或者开车送一下

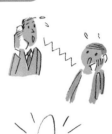

● 随身携带必备物品

如果还没有准备好住院用品，首先携带母子健康手册、身份证、医保卡、出租费等必备物品

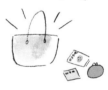

● 叫出租车

如果家人不在身边，就要叫出租车去医院。一定不要自己开车

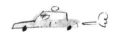

● 洗掉妆容

如果时间充裕的话，事先洗掉妆容，摘掉隐形眼镜，换上眼镜，这样可以方便医生检查

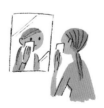

● 确认是否关火、锁门

离家之前，如果家里没人，一定要检查一下是否关火、锁门了

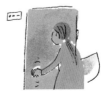

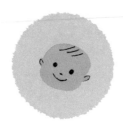

住院时做什么处置？

为了分娩安全顺利地进行，产前需要做一些医疗处置。会有什么样的处置呢？产妇可以事先了解处置的内容，以便能更好地表达自己的意愿。

住院时的处置

到了医院，去住院处办理手续，然后去诊室。在诊室，医生会通过问诊询问产妇是否见红、阵痛的经过、有无破水等。此后，测量血压，进行触诊、内诊、超声波断层检查等。检查完后，在一定的时间里装上下述的分娩监视装置，检查生产到了哪个产程。这时候，如果医生认为阵痛还比较弱，也可能让产妇暂时回家。

如果医生判断很快就要分娩，孕妇就在阵痛室等待，阵痛会越来越强，直到子宫口全开之后再搬到分娩室。

分娩前的医疗处置

为了分娩顺利进行，事前要做几个医疗处置。主要的处置有剃毛、浣肠、点滴、分娩监视装置的安装、导尿等。

- **剃毛**——分娩的时候，可能会用剪子剪开会阴部（阴道和肛门之间的部分），为了伤口缝合起来更容易，要剃掉一部分阴毛。
- **分娩监视装置**——为了测量阵痛的强度和胎儿的心率，将带有端子的腰带裹在肚子上。
- **点滴**——为了防备分娩时出现异常，事先在血管上埋好打点滴的针。
- **浣肠**——有时肠内有大便可能会妨碍胎儿的下移，因此要事先浣肠（非必须项）。
- **导尿**——如果小便不畅会导尿（非常规操作）。

有些医疗机构也会询问产妇的要求

所有这些处置都有利于分娩顺利进行并提高母婴的安全性，但有时候会让产妇感到不快，这使得现在越来越倾向于改变这一做法。最近，也有不少医疗机构最小限度地实施剃毛、浣肠、导尿等处置。

产妇如果对所接受的医疗处置感到不安，可以事先咨询医生，理解该处置的内

● 分娩前进行的处置 ●

剃毛

分娩时可能会用剪子剪开会阴部，为了伤口缝合起来更容易，要剃掉一部分阴毛。但是，据说最近因为剃毛受伤而有导致感染的危险，不剃毛，或是将剃毛控制在最小范围内的医院正在增多。

浣肠（非必须项）

产道附近如果有大便囤积，会妨碍胎儿的下降，因此要进行浣肠。另外，也防止用力的时候因为排便导致胎儿感染细菌。

导尿（非常规操作）

膀胱有尿会导致阵痛减弱，妨碍胎儿的下降，因此当小便不畅时要导尿。

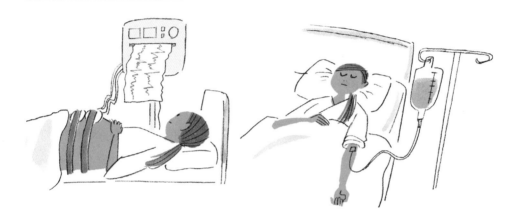

分娩监视装置

将带有端子的腰带裹在肚子上，检查子宫收缩的强度、间隔、胎心和胎动等。测量、观察一次需要40分钟。入院时做一次，此后，根据需要使用该装置。

点滴

为了预防分娩时出现意外，应对需要输血等情况，事先在胳膊上埋好打点滴的针。没有异常情况的时候，注入葡萄糖或生理盐水。

容。另外，如果不想接受这样的处置，告诉医院自己的想法，问问医院能否满足自己的要求。

现在，尊重产妇意愿的医疗机构越来越多，产妇如果有什么想法，建议可以咨询一下。

医疗处置会根据产妇的风险度有所不同

为了分娩顺利安全地进行而使用分娩监视装置和点滴，主治医生会根据产妇所面临的风险做出判断，因此应对方法有所不同。

母婴的安全性和分娩中产妇的舒适性的平衡非常重要。

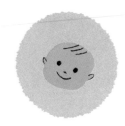

能够安全顺产的三个要素是什么？

产妇生产的时候，为什么会有阵痛？为什么初次生产时间长？……各种各样的疑问可能层出不穷。要想知道这些问题的答案就必须要知道分娩机制。

推进分娩过程仅靠产妇的力量？

为了闯过阵痛这一关，让婴儿安全出生，有必要了解一下分娩机制。

人们一般认为分娩是靠产妇自己一个人的力量做到的，但实际上并不是这样。腹中的胎儿也要为了自己的出生而用力，还有，胎儿经过的产道也必须满足让胎儿通过的必要条件。生孩子是母亲和婴儿共同努力而完成的事情。

分娩必须具备三个要素：产力（推出胎儿的力量）、产道（胎儿通过的道路）、通过产道的胎儿。所有这些要素当中，只要有一个出现异常，分娩都不能顺利进行。

产力最重要的是阵痛和用力

将胎儿往外推出的产力是因为子宫收缩而产生的。产力不是产妇有意识地做出来的。子宫自然收缩使胎儿降生。为了能够顺利完成分娩，需要产妇更加有效地利用产力。因此，子宫收缩，阵痛来临时，使用呼吸法顺利度过阵痛，配合胎儿出生的时机适当地用力尤为重要。

产道的大小和柔软度至关重要

婴儿出生时通过的连接子宫到外界的道路（子宫下段、子宫颈管、阴道、外阴）叫作产道。

这部分是由肌肉和韧带形成的软通道，因此被称为"软产道"。软产道在临近分娩时，由于激素的影响将变得更加柔软，更容易伸缩。分娩的时候，软产道会越变越软，越拉越长，产道变宽，胎儿更容易通过。

还有，软产道的外侧是支撑软产道的骨盆的骨骼，该骨盆的骨骼叫作"骨产道"。骨盆由几块骨头重合连接而成，临近分娩，由于激素的影响，骨头和骨头之间的连接处松动，胎儿更容易通过。也就是说，为了能够顺利分娩，骨盆作为胎儿的通道必须足够大，软产道要柔软，能变大。

胎头的变形功能和回旋运动

在分娩中，努力的不仅仅是产妇。胎儿自己如果不想着要努力生出来，即使产力和产道都准备好了，也不能完成分娩。子宫收缩的时候，胎儿也会跟着子宫的收缩动作，努力从产道向外走。

这个时候，随着骨盆连接处的松动，胎儿软软的头骨也会互相重合，尽可能地变小（胎头的变形功能），这样，胎儿可以勉勉强强从狭窄的产道通过。胎儿的头前后呈长椭圆形，而在产道中，在不同的部位会呈现出横宽的椭圆形、圆形、竖宽的椭圆形等各不相同的形状。因此，胎儿会为了让自己的头更容易通过产道而不停地转动方向，才能出来（回旋运动）。

● **胎儿的回旋运动** ●

胎儿是配合产道的形状，变换姿势和身体的方向，旋转着身体出生的。

❶ 胎儿的下颚顶住胸部，将身体缩成一团，进入骨盆

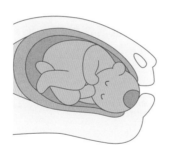

❷ 胎儿开始顺着产道下来，从医生的角度看。胎儿的头是逆时针90°旋转的（＊），头部通过骨盆的时候停止旋转

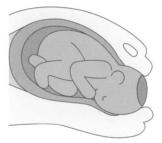

＊ 第一头位：胎儿的背部在母体左侧的时候

❸ 胎儿的头从骨盆一出来，下颚就从胸部离开，转头。这时候，胎儿的头就出来了

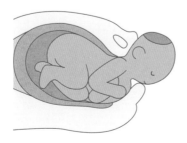

❹ 此后，因为胎儿的头要回到原来的方向，所以顺时针旋转90°，按照右肩、左肩的顺序娩出

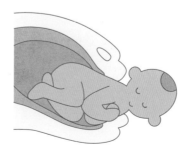

PART
2

临产渐近，无须担心

121

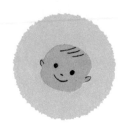

怎样克服阵痛？

阵痛是为了挤出胎儿，子宫收缩时引起的疼痛。产妇不要害怕，要把阵痛当成顺产的原动力。

在阵痛室要放松

从阵痛间隔变为10分钟开始到婴儿降生，初产妇大约需要十五个小时。也就是说，初次生产需要和阵痛共处十五个小时。或许有人会想，"居然必须忍耐十五个小时的疼痛！"，其实最难挨的剧痛也就是最后的1～2小时。在此之前的13～14小时，疼的时候要想方设法地去克服，阵痛过后，放松度过。

阵痛微弱的时候，产妇不必一动不动地躺在床上。可以站起来走走、看看书，或者和家人聊聊天，保持放松。

用舒适的姿势克服疼痛

随着时间的推移，阵痛越来越剧烈。阵痛的间隔也渐渐缩短，而疼痛的持续时间不断延长。这样，最初没有规律的阵痛变得频繁起来，而且越来越强烈。

下腹部、腰、肛门等各个部位都能感觉到阵痛的疼痛。疼的时候，产妇可以试着调整姿势来减轻疼痛，并想办法克服阵痛。

可以减缓疼痛，并使自己舒服一些的姿势有：①盘腿坐；②趴在墙上或垫子上；③跪伏；④侧俯卧位（侧卧，上面的腿稍稍弯曲，参照本书100页）。

另外，请别人用力按压腰部或肛门处，这样进行按摩也有一定的效果。如果身边有家人陪伴的话，可以请家人帮忙。

医护人员让用力的时候再用力

阵痛间隔变为1～2分钟，这就证明子宫口接近全开了。这时出现破水，并伴随阵痛，产妇会想用力，但请不要这样做。要等子宫口全开，胎儿的头出来的时候再用力。如果在这之前用力，子宫颈管和阴道等容易撕裂，消耗体力。

在医生或助产士发出"用力"的指示之前，不要用力。

缓解阵痛的姿势

克服阵痛，保存体力，走向顺产。如果知道一些减轻阵痛的窍门，就可以不用消耗体力度过阵痛

盘腿坐

与放松的效果相配合，能有效打开髋关节，使产道变软。两手轻轻抚摸肚子，腰的后面放个垫子会舒服一些

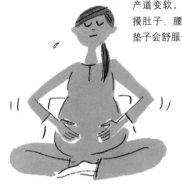

趴在墙上

保持站立，用手扶墙，伸出胳膊支撑体重。和躺着相比，由于重力关系，便于胎儿下移

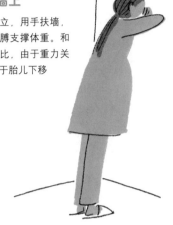

跪伏

膝盖弯曲向下蹲的姿势。可以拉伸盆底肌肉，使子宫口容易打开。阵痛袭来的时候，抬高腰部会觉得舒服些

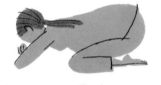

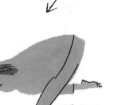

使劲按压腰部和肛门

因为阵痛导致腰部剧烈疼痛时，可以让人用手指按压腰部。在不能使劲的时候需要忍住，可以让人用拳头按压肛门

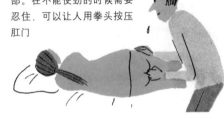

温馨提示

阵痛间隙时的休息

　　阵痛出现的时候，子宫的血管收缩，血流也容易中断，很难输送氧气给胎儿。假如阵痛一直不停止，就会引起胎儿缺氧。

　　阵痛和阵痛之间，一定会有间歇。阵痛是一阵一阵的，这样才能恢复血流，给胎儿输送氧气。因此，在阵痛的间隙，产妇要尽量放松，做深呼吸，给胎儿输送充足的氧气。

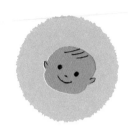

什么时候需要使用阵痛促进剂?

阵痛是生出婴儿的原动力。一般来说，出现阵痛，顺其自然就可以分娩，但如果阵痛没有正常出现，就需要人工阵痛。

阵痛没有按时到来

以前，因为阵痛促进剂而引发事故的报道曾经引起大家的注意，有些产妇觉得使用阵痛促进剂非常可怕。使用阵痛促进剂的时候，医生会慎重决定使用量，投药后，也会细心观察阵痛的过程。因此，请不要再误解镇痛促进剂是可怕的了。

可以说，该出现强烈阵痛却不出现的状态反而更加危险。比如，本应该渐渐变强的阵痛却迟迟不变强，这时会拉长分娩的时间，消耗母体和胎儿的体力，从而陷入危险。在这种情况下，使用阵痛促进剂加速阵痛，可以确保母子健康，顺利分娩。

使用前听听医生的说明

医生在判断使用阵痛促进剂较好的时候，一定会在使用之前向产妇本人说明，请产妇本人签字同意之后才会实施。医生绝对不会在产妇不知情的情况下随便使用阵痛促进剂。

如果产妇对使用阵痛促进剂感到不安，或是不想使用的话，一定不要有顾虑，要将自己的想法向医生说明，和医生商量。请医生说明一下使用阵痛促进剂和不使用阵痛促进剂的有利之处和不利之处。在此基础上，如果有使用的必要，在产妇自己愿意接受的情况下使用阵痛促进剂。

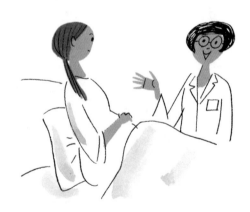

使用阵痛促进剂前，认真倾听医生的说明，再在同意书上签字

阵痛促进剂是用和产妇体内分泌的激素相同的成分制成的，因此具有使子宫收缩的作用。一般是通过打点滴的形式使用，从少量开始，慎重观察用药效果和副作用，渐渐增加药量，从而决定适当的用量。点滴开始后，如若身体发生不舒服的情况，一定要马上询问医生或护士。

第一次孕产必备　怀孕·生产·0岁育儿

● 什么情况下适合使用阵痛促进剂 ●

不能使用的情况	可以使用的情况

不能使用的情况

胎儿的头比较大
和产妇的骨盆相比，胎儿的头更大（头盆不称）

胎盘堵在子宫口
因为前置胎盘，胎盘下降，堵在子宫口

胎儿"横位"
腹中胎儿的身体横着

做过开腹手术
过去因为剖宫产或子宫肌瘤做过手术。因为缝合部分容易开裂，危险度比较高

胎儿的状态不好
（胎儿功能不全）
子宫收缩可能造成胎儿状态的恶化

可以使用的情况

阵痛弱（微弱阵痛）

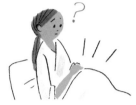

阵痛总是不够强，分娩时间过长。胎儿的状态不好，母体的体力消耗过大，影响分娩

过期产
（妊娠42周以后）

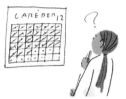

超过预产期两周还没有分娩。这种情况下，为了预防过期产，在妊娠41周时使用

破水后没有阵痛

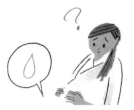

破水后，过了一段时间也没有阵痛。在这种情况下，如果放置不管，胎儿被细菌感染的危险变大，需要赶快分娩

母体出现并发症

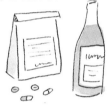

孕妇患有妊娠高血压综合征或糖尿病，产程过长会导致母婴危险

用于引产

由与阵痛促进剂相同成分制成的药品，有时候也会用于没有出现阵痛的孕妇，目的是引发她们的阵痛。在超过妊娠42周还没有分娩的时候，因为胎盘功能低下，必须要尽快让胎儿出生，这种情况下使用该药品。

此外，孕妇有并发症，需要实施计划分娩等情况下，也会通过人工手段诱发阵痛。

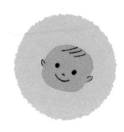

移到分娩室，马上就要分娩啦

子宫口全开，从阵痛室移到分娩室，马上就要分娩。
可以运用呼吸法和用力的方法，分娩时不要慌张，做好心理准备。

如果是初次分娩，则还需要2～3小时

阵痛间隔变为1～2分钟，破水后到子宫口全开（子宫口全开到10厘米的状态）就表示快生了。于是，子宫口全开后，就会催促产妇从阵痛室移动到分娩室。

这个时候的阵痛接近顶峰，阵痛间隔也越来越短，阵痛也不断增强。从子宫口全开到婴儿出生，初产妇需要2～3小时，经产妇只要一半的时间。到婴儿出生，还差一点点，度过这个最后的关口就好了，以这样的心态上分娩台吧。

上了分娩台之后，请人调节一下分娩台靠背的角度或是脚蹬的位置，调整到使自己舒服的姿势。

随着助产士的指示用力

在分娩室，助产士和护士一直在旁边守护着，产妇会觉得心里很踏实。怎样呼吸才好，什么时候可以用力，到时候助产士会发出指示，跟着她们一起做就好了。

胎儿往下走时，阵痛会涌上来，要随着阵痛的波动用力。助产士会说"现在使劲"，产妇只要按照助产士的指示使劲就行了。用力的时候，腿要叉开，用力往外蹬，后背用力贴着靠背。分娩台都有把手，用手紧握把手，一边用力，一边双手向自己的方向用力拉。

另外，为了竭尽全力，放低下巴，睁大眼睛也很重要。用力之后，为了给胎儿输送足够的氧气，要放松地、慢慢地深呼吸。

婴儿诞生

随着产妇用力，胎儿从产道下来，通过骨盆，在产道出口可以若隐若现地看到胎儿的后头部，这种状态称作胎头拨露。

即使不再用力，婴儿的头也能看见时（胎头着冠），助产士会让产妇停止用力。胎儿的头出来后，助产士会指示产妇做短短的、浅浅的呼气，产妇按照要求呼气就行了（短呼吸法）。然后是婴儿的一个肩膀先出来，接着另一个肩膀也出来，宝宝就诞生了。

● 在分娩台如何用力 ●

助产士发出"用力"的指示，产妇用力。随着阵痛的出现用力很重要。子宫的收缩和产妇用力互相配合，成为挤出婴儿的力量

想象一下胎儿是如何从产道往下走的。因为产道是成J字形的，请想着向那个方向（肛门方向）挤出

放低下巴，看着自己的肚脐。如果下巴上扬，肚子就使不上劲

请睁大眼睛，如果闭上眼睛就会失去冷静，容易不知所措

腿要叉开很大，脚跟紧贴分娩台脚蹬。用力的时候，仿佛用脚跟踹分娩台的脚蹬一样

后背用力贴着分娩台靠背，用力的时候，后背用力压分娩台靠背

紧握把手，用力的时候，往自己这边拉

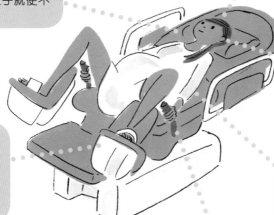

用力的要点

◆ 用力的时候，只要喘得上气就要用力。喘不上气的时候，大大地吸一口气之后再用力
◆ 阵痛的间隙不要用力，要放松
◆ 如果胎儿的头出来，停止用力，换为浅短呼吸

温馨提示

什么是后产？

　　宝宝出生后，产妇还不能下分娩台。过一会儿还会有轻微阵痛，用力后胎盘娩出。这就是所谓的后产。

　　胎盘出来后，医护人员要确认胎盘或卵膜的一部分是否留在子宫内。

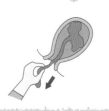

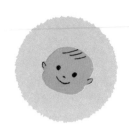

生产时实施的"会阴切开"是怎么回事？

分娩时，为了防止会阴撕裂，事先切开会阴很小的一部分。想象起来不免觉得很恐怖，但是伤口的疼痛并不强烈，好起来也很快，不用担心。

较多的初产妇要做会阴切开

会阴是阴道和肛门之间的部分，可以说是婴儿出生时要通过的"最后一道关口"。

直径有9厘米大的婴儿头部在产道口出现的状态（胎头着冠）下，会使得会阴周围的皮肤变薄。婴儿的头出来的时候，还会进一步加大力量，已经被撑到极限的会阴很可能发生撕裂。

这样自然形成的撕裂，伤口凹凸不平，康复起来比较费时间，疼痛的时间也会加长。因此，为了防止自然撕裂，在婴儿的头刚出来的时候，切开会阴部，帮助产妇顺利生产。这就是所谓的会阴切开。

与经产妇相比，初产妇由于会阴比较紧，所以初产时很多情况下都会做会阴切开。做会阴切开的另外一个理由是，可以减轻即将出生的婴儿的负担。分娩时，由于会阴比较紧，导致分娩时间过长，婴儿也会消耗体力。为了在婴儿健康的时候

● 所谓的会阴切开是……

分娩时，为了防止会阴（阴道和肛门之间的部分）的自然撕裂，迅速取出婴儿而实施的处置

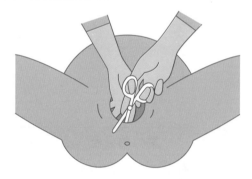

● 会阴切开的必要理由

为了防止会阴撕裂
婴儿的头出来的时候，会阴撕裂的比例为：初产妇60%～80%，经产妇40%～60%。因为自然撕裂的伤口不容易愈合，所以用剪刀剪开

伤口容易缝合
比起自然撕裂的伤口，用剪刀剪开的伤口更容易缝合，痊愈后也不容易留下伤疤

婴儿能够更快出生
如果会阴太紧，婴儿娩出时间太长的话，婴儿心跳低下等的风险就会增大。为了顺产，切开会阴，尽快生出婴儿更好

是否进行会阴切开，各个医疗机构的做法不尽相同。自己选择的分娩医疗机构采取什么做法，一定要在事先确认清楚。

接生，实施会阴切开非常有意义。

会阴切开的缝合

　　会阴切开是在胎头着冠的状态下，并且会阴不能拉伸的时候，实施局部麻醉，用圆头剪刀切开3～4厘米。切开的部位分为从阴道到肛门切开一条直线"正中切开"，从阴道向右或向左斜着切开的"侧切开"两种方法。至于从哪里切开，由当时接生的医生进行判断。

　　分娩结束，胎盘也出来了，产妇在分娩台上休息的时候，医生会缝合切开的部分。这段时间伤口部分会感到疼痛或有被拉拽的感觉，大约1周左右就可以好了。

　　如果缝合时使用的是不能吸收的手术线，术后4～5天需要拆线。

● 从会阴切开到拆线的过程 ●

胎头着冠 胎儿的头从阴道口可以看见的状态

↓

会阴切开 医生判断婴儿的头不能马上出来的时候实施

会阴切开的位置

会阴切开的顺序
① 在切开部位进行麻醉
② 从阴道开始用圆头剪刀切开3～4厘米

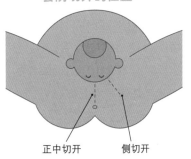

正中切开　　侧切开

↓

婴儿出生

↓

后产 婴儿出生后，20～30分钟排出子宫内残留的胎盘等

↓

缝合 将切开的部分缝合

↓

拆线 术后4～5天拆线

温馨提示

不想做会阴切开

　　产妇如果实在不愿意做会阴切开，一定要在生产之前和医生或助产士商量，互相沟通。如果不想做会阴切开，引起撕裂的可能性很大，医生会要求产妇充分理解这种不良后果。另外，如果婴儿的头过大，在生产过程中，婴儿因为体力不支，或出现假死状态等紧急情况时，就不得不实施会阴切开。

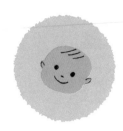

分娩时可能出现的异常

很多情况下，分娩都能顺利进行，不过有时候也会出现异常情况。即使出现异常，医生也会做出适当的处置，不用过分担心。

微弱阵痛

　　子宫收缩（阵痛）较弱，不能顺利分娩的状态被称为微弱阵痛。有人从分娩开始阵痛就微弱，有人从中途开始变得微弱。虽然原因各有不同，但是在分娩开始之前是不能预测会不会出现微弱阵痛的。一般来说，首先是子宫异常、多胎、羊水过多的产妇，其次是体质虚弱或神经质的产妇，最后是高龄分娩（高龄初产）的产妇容易发生微弱阵痛。

　　由于微弱阵痛而导致分娩时间拉长、胎心降低，这种情况下，医生会使用阵痛促进剂（参照本书125页），促进分娩。另外，在子宫口已经全开，胎儿从产道口下来的情况下，可以使用胎头吸引分娩、产钳分娩（参照本书133页）等方法将胎儿拉出。

过强阵痛

　　子宫的收缩（阵痛）过强，阵痛的间隔过短的状态被称为过强阵痛。这可能是由体质等原因所引起，也可能是由阵痛促进剂的作用过分强烈引起的。

　　阵痛过强，短时间内能够分娩的话当然很好，但是如果分娩不顺利，则有可能出现胎儿缺氧，母体产道或会阴撕裂。为了避免这些危险，医生会使用具有弱化子宫收缩作用的子宫收缩抑制剂或镇痛剂。另外，在具有子宫破裂的风险时，医生将采用剖宫产。

头盆不称

　　由于产妇的骨盆本来就小，而由骨盆形成的骨产道（参照本书120页）就变得很窄，使得胎儿的头不能通过的状态被称为头盆不称。

　　对于骨盆小、个子矮等与生俱来的体格特征来说，是否会出现头盆不称，是由胎儿的头的大小与此体格特征的相对平衡决定的，因此个子矮的产妇也有能顺利生产的。

　　如果分娩之前能够判断是头盆不称，就会采用剖宫产。如果是比较微妙的情况，一般是在自然生产的同时，随时准备施行剖宫产手术。

软产道强韧

子宫口或阴道比较硬，伸展不良，分娩不能顺利进行的状态。子宫口受伤、高龄分娩（高龄初产）的产妇容易出现这种异常。

在子宫口比较硬，怎么也不开的时候，医生会注射使子宫颈管变软的药物，或者插入可以起到扩张子宫口作用的宫颈扩张棒，也可能会插入一种气球状的球囊宫颈扩张器。

子宫破裂

由于阵痛，子宫的收缩变强，子宫壁受到的压力过大，个别情况下会引发子宫破裂。子宫破裂还可能是由于阵痛过强、胎儿位置异常、骨盆狭窄、软产道强硬等原因造成的。

● **难产的原因和预防** ●　"难产""顺产"并不是医学上的定义。一般来说，分娩时间与平常相比，比较短的情况称为顺产，比较长的情况称为难产。

容易导致难产的原因	为了预防难产
35岁以上的初产妇　体重增加过多、肥胖　身高150厘米以下	● 体重不要增加过多

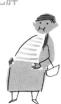
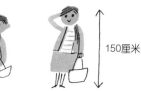
150厘米

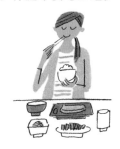

有慢性病（妊娠高血压综合征、糖尿病、前置胎盘、胎盘早剥）　骨盆狭窄

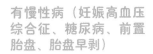
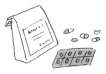

● 平时注意适当运动
● 不要有压力
● 认真管理好慢性病

容易有压力　胎儿体重超过4000克

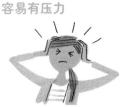
4000克
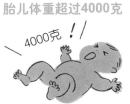

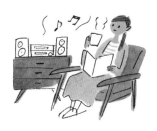

如果产妇以前做过剖宫产，子宫上的伤口容易发生破裂。一旦发生子宫破裂就会危及母婴生命，因此如果发现有子宫破裂的前兆，就会立刻改为剖宫产，万一发生了破裂，就要实施开腹手术。

回旋异常

婴儿为了能够顺利通过产道，一边回旋，一边改变头和身体的方向往下走。（参照本书121页）

婴儿不能做好这样的回旋运动，并且很长时间还不能从产道出来，这种状态称为回旋异常。因为回旋异常，会导致分娩时间过长，并影响母婴健康，这种情况下，医生会使用吸引分娩或产钳分娩等手段进行接生。

脐带异常

脐带的长度为50～60厘米，怀孕期间，脐带可能会缠住胎儿的身体或脖子。即使这样，大多数情况下都不会在分娩时发生异常。

由于缠住的方式会导致胎儿不能从产道下来，或者脐带被夹住而使得血流中断，胎儿陷入缺氧状态。在这种情况下，医生会进行吸引分娩或产钳分娩，或根据情况进行剖宫产。

胎心异常（胎儿宫内缺氧）

由于上述各种各样的异常，使得胎儿得不到充足的氧气，心跳就会加快或是变慢。另外，如果心跳极端下降，持续心动过缓，氧气的供给就会减少，胎儿陷入缺氧状态。这种状态称为胎心异常（过去称为胎儿假死），会危及生命。

胎心异常的情况下，一定要争分夺秒地取出胎儿。

有助于处理异常的处置

【扩张子宫口的处置】

插入宫颈扩张棒

在子宫口过硬、很长时间都不能开口的时候使用。宫颈扩张棒是将海藻干燥之后，做成树枝的样子，它在吸水后就会慢慢膨胀。利用此膨胀功能，将宫颈扩张棒插入子宫口，慢慢扩张子宫口。

插入球囊宫颈扩张器(气球)

用前面装有瘪气球的管子插入子宫口，从管子注入灭菌水，使气球变大，从而扩

● 吸引分娩和产钳分娩 ●

分娩时间拉长，母体体力不支，不能用力，或是胎儿陷入缺氧状态，这时为了帮助分娩顺利进行而采取的处置。分娩一直都很顺利，在突然发生紧急情况时也会使用。

产钳分娩	吸引分娩
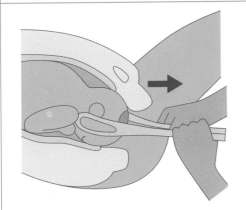	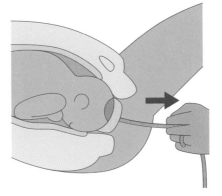
实施会阴切开术之后，将由金属制成的扁平钳子的两端放在胎儿头的左右侧，夹住胎头的两侧，配合阵痛往外拉。比吸引分娩要更用力才能拉出	实施会阴切开术之后，将吸盘从阴道放入，装在胎儿的后头部。抽空吸盘内的空气，成为真空状态，吸住胎儿的头，配合阵痛，将胎儿按照正常的回旋方向一边扭动一边拉出
★ 虽然用产钳夹着胎儿的头和脸，但不会伤害孩子或使其变形。	★ 吸盘吸住的地方会起一个包，2~3天后就会消失，因此不用担心。

张子宫口。

【拉出婴儿的处置】

吸引分娩

子宫口全开，婴儿的头也能看见，但却迟迟生不出来时所采取的处置。

将由硅胶或金属制成的圆形吸盘安装到从产道出口处看到的婴儿的后头部，将胎儿按照正常的回旋方向一边扭动一边拉出。

产钳分娩

产钳是由金属制成的扁平状的两片夹子所组成的器具。用此器具夹住迟迟不能出生的婴儿的脸到下巴部分，配合产妇使劲，用力一下子将婴儿拉出来。

用钳子夹住婴儿软弱的头部，有人可能会担心婴儿的头或脸会不会变形，但是这种操作是由技术熟练的医生来实施，因此不用担心。

产钳分娩比吸引分娩拉力更强，所以娩出胎儿更有保证。

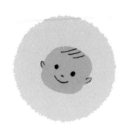

必须做剖宫产的情况

因为某种原因，医生判断胎儿很难通过产道进行阴道分娩，这时就会选择剖宫产，切开腹部，直接从子宫取出婴儿。

预定剖宫产和紧急剖宫产

在阴道分娩会危及产妇和胎儿生命的情况下，或者是分娩不能顺利进行，如果放置不管，婴儿可能出现残疾的情况下，就会选择剖宫产。

对于剖宫产来说，有医生一开始就判断产妇阴道分娩困难，事先选择剖宫产，有计划实施的预定剖宫产。还有在分娩过程中，产妇或胎儿发生紧急情况，临时改为的剖宫产。

目前，大约20%的分娩是剖宫产。而对于高龄分娩（高龄初产）的产妇、肥胖或个子矮（150厘米以下）的产妇、狭窄骨盆、多胎妊娠、胎儿臀位以及患有妊娠高血压综合征等疾病的产妇，实施剖宫产的比例更高。

剖宫产的过程

对于预定剖宫产，事先要定下剖宫产的手术日期。一般定在妊娠37周以后。

手术当天，进入手术室之前，要打点滴输液，确保血管通路。手术前会实施麻醉，一般来说，将实施硬膜外麻醉（将导管插入脊柱的硬膜注入麻醉药的方法）、脊椎麻醉（向脊椎的蛛网膜下注射麻醉药）等局部麻醉。这些麻醉方法，都只是下半身麻醉，产妇意识清晰，能够听到婴儿诞生时的哭声（*）。

医生确认麻药有效之后，切开腹部，取出婴儿。在胎盘等娩出之后，缝合切开的部分，手术结束。打入麻药之后1小时左右结束手术。

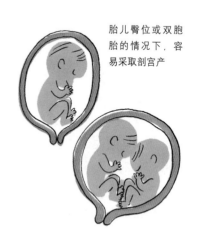

胎儿臀位或双胞胎的情况下，容易采取剖宫产

<!-- vertical side text -->第一次孕产必备　怀孕·生产·0岁育儿

*有些情况下全身麻醉比较好，因此手术之前一定要和主治医生好好沟通。

● 剖宫产的过程 ●

从检查到手术的过程	切开的方法

手术前的检查、处置

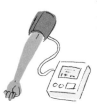

超声检查、血压测定、过敏检测、NST试验等的检查，进行剃毛等处置。另外，为了方便输液或输血，埋好点滴用的针，确保血管通路

★ NST试验：将胎心计放到孕妇肚子上，测定胎儿的心率。该检查可以了解胎儿的健康状态

麻醉

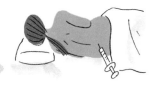

注射麻药。在脊椎的硬膜外插入称为导管的细管，注入麻药，这就是所谓的硬膜外麻醉，或者是实施往腰椎注射麻药的腰椎麻醉。不管哪一种麻醉方法，都是下半身的局部麻醉，产妇的意识很清晰

缝合

将切开的地方用手术线和针缝合。麻醉后大约1小时结束。此后，检查血压和脉搏等，回到病房休息

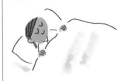

婴儿诞生

切开以后5～10分钟取出婴儿，接着取出胎盘和卵膜等

手术

医生确认麻醉起作用后，切开肚子。切开的方法有2种：横切、纵切。至于选择哪种切法由医生决定

纵切
（在下腹部正中间切开）

从肚脐的下面开始到耻骨竖直切开。伤痕虽然明显，但方便取出胎儿

横切
（在下腹部横着切开）

在耻骨稍稍靠上的地方横着切开。虽然伤痕不太明显，但取出婴儿比较费时间（特别是反复进行手术的时候）

温馨提示

剖宫产后的身体恢复

剖宫产是开腹手术，不能否认手术对身体会有所伤害。手术后需要静养，如果没有出现异常，手术后第二天就要开始下地走路了。这是因为剖宫产手术之后，下肢容易发生血栓，为了避免出现这种情况要下床走走。

手术后第二天、第三天开始就可以喂奶，饮食也和平时一样，8～10天就可以出院了。

虽然肚子上会留一个疤痕，但是过1年左右，伤疤会变浅，也不怎么显眼了。

另外，不管是剖宫产，还是阴道分娩，婴儿出生之后的成长没有区别。产妇也不必担心麻药的影响。

根据婴儿的健康状态以及出生时的妊娠周数，有时需要暂时在NICU（新生儿集中治疗室）进行集中看护。

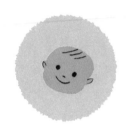

无痛分娩是怎么回事？

无痛分娩是通过麻醉减缓阵痛，使分娩顺利进行的方法。建议患有心脏病等慢性病，对分娩极度恐惧的产妇选用这种分娩方式。

用麻药减缓疼痛

无痛分娩是使用麻药将阵痛带给产妇的身心负担降到最小的分娩方法。因为阵痛得以减轻，产妇对于分娩的恐惧和不安得到缓解，不再感到紧张，产道也会变得柔软，使分娩能够顺利进行，这些都是无痛分娩的有利之处。

虽然叫作无痛分娩，但有各种各样实施麻醉的方法。阵痛前打麻药，产妇可以免去阵痛、胎儿通过产道时的压迫痛、分娩时子宫口和阴道张开时的疼痛等分娩带来的所有疼痛。另外，也可以在分娩进行时，阵痛变强以后打麻药。还可以只在婴儿出生时的疼痛高峰打麻药实施无痛处置。

什么情况下实施无痛分娩

一般来说，对于患有心脏病、糖尿病等慢性病的产妇，患有妊娠高血压综合征等综合征的产妇，医生会建议产妇进行无痛分娩。另外，如果产妇对于分娩极度恐惧或不安，自己也可以要求无痛分娩。

只有拥有熟练掌握无痛分娩技术的产科医生和麻醉师，设备齐全的医疗机构才能实施无痛分娩。如果一开始怀孕就希望无痛分娩的话，一定要慎重选择分娩的医疗机构。

无痛分娩的问题

使用麻药的无痛分娩对于母婴没有不良影响，非常安全。但是，偶尔也会出现子宫收缩变弱，不能顺利生产的情况。在选择无痛分娩之前，一定要听医生解释一下无痛分娩的有利和不利之处。

还有，一定要在拥有熟练掌握无痛分娩技术的产科医生和麻醉医生的医院进行分娩。事先一定要确认清楚自己所选的医疗机构是不是做过很多无痛分娩的案例，设备和医务人员是否配备齐全。

无痛分娩的实施过程

　　无痛分娩很多都是计划分娩，事先决定分娩日期，在前一天住院。一般来说，分娩日被定在妊娠39周左右。有些医院会在自然阵痛出现以后再实施麻醉，因此一定要事先确认清楚。

　　分娩当天，为了实施硬膜外麻醉（参照本书134页），要在产妇的脊椎插入导管，注射少量麻药，看看身体会不会出现异常反应。此后，使用阵痛促进剂（参照本书124页）引发阵痛，随着阵痛的加强，增加麻药或镇痛药的用量，抑制疼痛。等到子宫口全开，转到分娩室，配合肚子的胀感用力。除了没有疼痛之外，可以像普通分娩一样生出宝宝。

● 无痛分娩的实施过程 ●

婴儿诞生之前的流程

决定分娩日期

首先确认子宫口是否变软，胎儿是否下降等，然后再决定分娩日期

住院

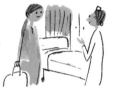

在分娩日的前一天住院。根据需要实施子宫口扩张

准备麻醉

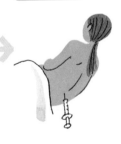

确定注入麻药的导管（细管）的插入位置，在这个位置打麻药之后，扎入插导管用的针。麻醉的方法是硬膜外麻醉，在脊椎的硬膜外注入麻药

麻醉实验

注入少量麻药做实验，确认产妇身体有无异常

子宫口全开

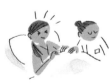

子宫口全开后，转到分娩室。和一般的分娩一样，按照助产士的指示用力。虽然感觉不到疼痛，但是会感到肚子发胀

麻醉开始

根据阵痛的强度，调整麻药量

阵痛的确认

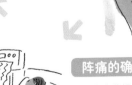

安装分娩监视装置，检查胎儿的状态和阵痛的强度。用阵痛促进剂促进阵痛

婴儿诞生

婴儿诞生后，等待胎盘娩出。此后，接受必要的处置

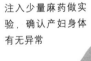

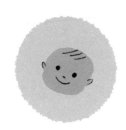

丈夫力所能及的事情

虽然分娩的"主角"是产妇，但丈夫作为"配角"，在各个方面也都可以大展身手。因为是两个人的孩子，夫妻共同迎接孩子的诞生吧。

陪同分娩

分娩开始后，丈夫等家人陪伴在产妇左右，共同迎接宝宝的诞生，这种分娩方法称为陪同分娩。现在，很多医疗机构都受理丈夫或家人的陪同分娩，希望陪同分娩的丈夫或家人也开始增多。

决定是否陪同分娩，最重要的是尊重产妇的意志。如果产妇希望丈夫陪在自己身边，丈夫也考虑陪伴左右的话，就可以实施陪同分娩。

如果产妇不希望丈夫陪同分娩，即使丈夫有陪同分娩的想法也不建议陪同分娩。同样，即使产妇希望丈夫陪伴自己分娩，而丈夫自己不想这样，建议最好不要陪同分娩。虽然是夫妻，但终归是具有不同个性的个体，而且男性和女性的思考方式也不尽相同。夫妻双方一定要互相尊重对方的想法和立场，不要勉强陪同分娩。

如果希望陪同分娩，即使医院没有要求，丈夫也要参加准父母学习班，事先了解情况，学会必要的知识。

丈夫可以在多方面提供帮忙

产妇分娩之际，丈夫能帮忙做的事情不仅仅是陪同分娩。在病房和阵痛室，为了缓解产妇的不安和紧张，丈夫可以和妻子说说话，为了减轻阵痛，可以给妻子按摩，在很多方面都可以帮助妻子。

只要丈夫在自己身边，很多产妇就会感到心里踏实。没必要特地为她做什么，即使只是在身边陪伴，也足以让产妇受到鼓舞。

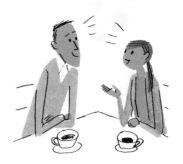

关于陪同分娩，一定要夫妻好好商量再做决定

丈夫怎样帮忙

阵痛的间隙聊聊天

在阵痛的间隙，让产妇放松非常重要。为了让产妇换换心情，轻松愉快的闲聊、诙谐幽默的笑话可以营造一个平和轻松的氛围

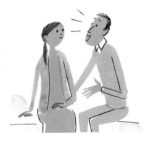

送产妇去医院

产妇出现破水，阵痛间隔变为10分钟的情况下需要住院，这时，开车安全地送妻子去医院，丈夫是不可或缺的帮手。帮助拿东西，扶着产妇走路等也能起到非常重要的作用

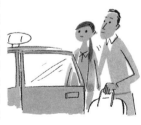

缓解不安的话语

阵痛越来越强，产妇的不安也会越来越强。丈夫可以握着妻子的手鼓励她，如"宝宝也在努力呀！""我一直在你身边，没事儿的。"

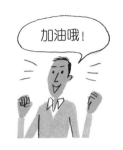

加油哦！

在医院里陪同散步

阵痛弱的时候，可以带着妻子一起在医院内散散步。在走廊里走一走，上楼下楼走动走动，可使胎儿下降，促进分娩的进行

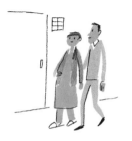

不要忘记说感谢的话语

宝宝出生后，一定不要忘记和妻子说声"谢谢""你尽力了""辛苦了"。这些表示谢意的话语对于产妇来说是忘记疲劳的最好良药

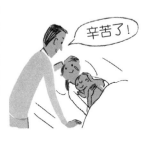

辛苦了！

做按摩缓解阵痛

阵痛变强，可以用手指按压产妇的腰和后背。用拳头或网球压一压肛门附近，可以帮助产妇缓解阵痛

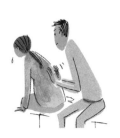

说出来很重要

鼓励妻子"我在你身边呢"，对妻子说"谢谢"，这样将自己的心情用语言表达出来，很多男性总觉得不好意思。他们认为即使我不说，妻子也一定能知道我的所思所想。但是，分娩对于夫妻二人来说是具有特别意义的时刻，这一点毋庸置疑。正是因为这样，一定要对在分娩中一直尽心竭力的妻子说些安慰的话，夫妻之间的关系一定会加深。

水分补充和防暑对策

阵痛变强，产妇会出汗、口渴。丈夫可以给妻子擦擦汗，用扇子扇一扇，给她喝点儿清凉饮料。最好在饮料瓶上插上吸管

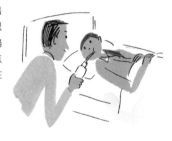

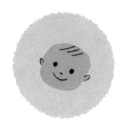

产后对婴儿的护理

分娩后，产妇休息的时候，医护人员要对新生儿进行各项护理和检查。确认婴儿是否能够适应外界环境，是否可以健康成长。

● 处理肚脐

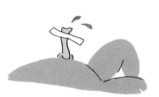

剪掉脐带后，为了防止细菌感染，将脐带用脐带夹固定、消毒，用灭菌纱布包扎，再贴上创可贴

● 抽出羊水

婴儿出生后立刻就会转为用肺呼吸，因此将导管插入新生儿的鼻子和嘴，抽出堵在气管中的羊水、血液、黏液等

● 测量体温

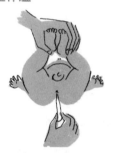

将肛门体温计插入新生儿肛门，测量体温。插入肛门体温计时，同时检查直肠和肛门有无异常

● 点眼药

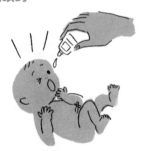

如果婴儿在产道被细菌感染，就会有失明的可能性，为了预防起见，给新生儿的眼内点入含有抗生素的眼药

婴儿的护理、检查、测量

刚刚出生的婴儿为了更好地适应母体外的环境，健康成长，需要接受各种各样的检查和护理。

新生儿要变为用肺呼吸，因此要将导管插入新生儿的鼻孔和喉部，抽出堵在里面的羊水和血液。另外，在婴儿通过产道的时候，有被细菌感染的可能性，为了预防起见，要给新生儿的眼内点入含有抗生素的眼药。脐带的切口处也有被感染的可能，所以要进行消毒，用灭菌纱布包扎，再贴上创可贴。还要测量体温、身高、体重、头围、胸围等，确认呼吸频率、心率、外生殖器、锁骨等有无异常，并通过听诊和触诊进行诊断。

● 怎样处置新生儿 ●

● 口内

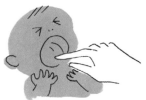

看看婴儿的口内，检查有无唇裂、腭裂、上唇和下颚等有无异常

● 手指、脚趾、外生殖器、股关节等的检查

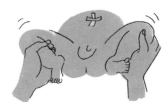

检查手指的数量和形状有无异常，外生殖器的形状有无异常。另外，检查有没有髋关节脱位

● 身高、体重、头围、胸围的测量

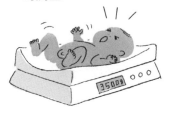

用专用的身高测量仪、体重计测量身高、体重，用量尺测量头围、胸围

● 反射

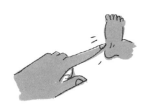

嘴被什么东西碰到会出现吸吮的反射（吸吮反射）、手和脚被什么东西碰到时，婴儿会弯曲手指想要抓住的反射（抓握反射），检查有无这些原始反射（参照本书161页）

● 触诊

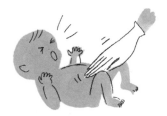

触摸肚子，确认是否有肿块，检查通过产道时有无偶发的"产时损伤"（锁骨骨折等）

● 呼吸频率的测定

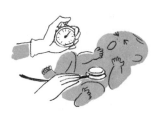

确认婴儿呼吸是否正常，哭声是否健康，呼吸急速的时候，检查心脏是否异常。另外，测量脉搏，如果一分钟在100以下，就要检查心脏是否异常。肺和心脏的异常用听诊器进行检查

温馨提示

袋鼠式护理

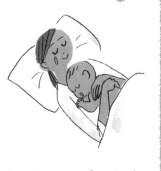

　　最近，为了加强婴儿和母亲的感情，婴儿出生后，先不做各种护理，光着身子放到母亲胸前，让母亲抱着，这样的袋鼠式护理引起大众的关注。除了婴儿发生紧急情况必须处置之外，如果产妇希望袋鼠式护理，现在受理这种方式的医疗机构也越来越多。如果进行袋鼠式护理，注意婴儿的低体温，深入观察婴儿的呼吸状态，这些至关重要。

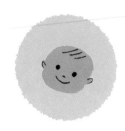

怎样度过出院前这段时间？

宝宝出生这件头等大事终于落地了，但这之后，产妇不能一直什么也不做。成为母亲，并且随着身体的恢复，女性将要开始第一次育儿。

住院期约为一周

初产的情况下，如果没有出现什么异常，住院期约为一周。住院生活根据产后的恢复状况和分娩设施的规定等多少有些不同。在此，介绍一下产后恢复顺利并且母子同室的情况下如何度过。

● 分娩当天

分娩后，在分娩室休息2小时左右，然后转到病房好好休息。除了检查能不能站起来走路，能不能排尿之外，医生还会查房巡诊。

给宝宝喂初乳。初乳含有增强免疫力的成分，可以有效地预防感染症，因此，一定要尽可能多次地让宝宝吮吸初乳。

如果母乳不足的话，就要学习如何调制奶粉，如何喂调制好的奶，并给孩子喂奶。另外，还要接受换尿布的指导，学会自己给宝宝换尿布。

● 住院的第2～4天

孩子出生后的第三天左右，接受培训，学习给宝宝洗澡。要注意自己身体的恢复，规律膳食，并冲淋浴保持身体清洁。乳房发胀，则要按摩乳房，为了子宫的早日恢复，开始做产褥体操（参照本书145页）。

● 住院的第5～6天

出院指导中会讲解有关产妇自身的身体状况和心理层面的变化，指导产妇一定要好好休息，保证睡眠，必要时接受别人的照顾，并使产妇了解其重要性。另外，产妇也可以得到如何喂养宝宝，怎样整理环境的建议。

开始做出院准备。确认出院时自己穿的衣服，宝宝穿的婴儿服、尿布和褓裸等是否准备齐全。出院时要交住院费，因此事先询问一下工作人员，准备好所需金额。最后，向曾经照顾过自己的医护人员告别，离开医院。

分娩当天	分娩当天，重点在于恢复体力，让身体得到休息 ★ 产后2小时左右在分娩台上休息 ★ 回到病房，好好休息 ★ 上厕所。产后6～8小时去厕所排尿（请护士陪着去） ★ 医生查房。医生询问恶露的状态、出血以及会阴的疼痛等有无异常（1天2次） ★ 喂初乳。母乳还不多，多次让宝宝吮吸，促进母乳分泌	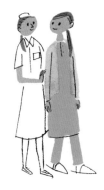 **婴儿的状况** 维生素K2糖浆。给婴儿喝母乳中含量少的维生素K2 洗澡。护士或助产士给婴儿洗澡
住院的第2～3天	★ 授乳的指导。接受哺乳方法、乳房按摩方法、挤奶方法等的指导 ★ 调乳的指导。母乳不足时需要给宝宝喂奶粉补充营养，因此产妇要如何调制奶粉、如何用奶瓶喂奶等接受指导 ★ 换尿布。产妇接受指导，学习尿布脏了如何擦屁股，如何换尿布等 ★ 淋浴。虽然不能坐在浴缸里洗澡，但是分娩的第二天就可以淋浴 ★ 产褥体操。为了促进子宫的恢复，越早开始做产褥体操越好。虽然做体操还不行，但是躺着的时候，可以活动一下脚腕，左右伸伸胳膊，从这些简单的体操开始（参照本书145页）	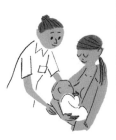 **婴儿的状况** 检查黄疸。新生儿黄疸的症状比较重的情况下，必须要接受治疗 排出胎便。通常，婴儿出生后24小时之内，将在子宫内积蓄的胎便（暗绿色）排出
住院的第4～5天	★ 沐浴指导。学习给宝宝洗澡的方法 ★ 出院指导。接受医生的检查，在检查身体的基础上，医生对出院后在生活上应该注意的方面提出建议 ★ 出院准备。收拾好随身用品，准备好出院时自己穿的衣服和宝宝的婴儿服等。还要准备好钱去结账	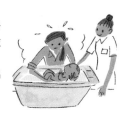 **婴儿的状况** 血型检查、先天性异常的检查。从足底采血，检查血型和先天性代谢异常
住院的第6天	★ 结账。分娩费、住院费等的结算和支付 ★ 喂奶，给宝宝换衣服。在回家的路上，不要让宝宝饿肚子，因此出院之前给宝宝喂奶，换衣服 ★ 出院。向曾经照顾自己的医生和护士、助产士致谢，离开医院	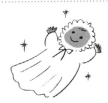

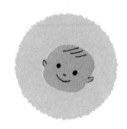

产后容易出现的身体变化

即使产妇分娩顺利，没有出现任何异常，身体也会有负担，也会感到压力。从产后到母体恢复的产褥期，身体有时会出现各种各样的问题。

子宫复旧不全

产后，子宫收缩，渐渐变小，经过一周到十天，大小变为可以完全收进骨盆里的状态，六至八周后，恢复到怀孕之前的状态。

由于某种原因，子宫恢复迟缓，恶露不停，有时候还伴随发烧和疼痛，这种情况称为子宫复旧不全。子宫复旧不全的原因有：子宫内残留一部分胎盘或卵膜、子宫内细菌感染、子宫肌瘤等。如果恶露不停，一直疼痛的话，一定要去医疗机构就诊。

据说经常给宝宝喂母乳，将剩下的母乳挤出来等做法对子宫的恢复有帮助。通过产褥体操活动身体，对子宫的恢复也很有效果。

恶露

恶露是指混有血液的分泌物。分娩使胎盘脱落，子宫内膜受伤，从而导致子宫出血，产后的一段时间有血性分泌物流出。分泌物的颜色会渐渐变成茶色，然后进一步变成黄色、白色。如果分泌物中夹杂的血液越来越少，就不必担心。如果恶露总是发红、茶褐色，而且还能看到血块，有时还有异味的话，有可能是细菌感染或是子宫复旧不全，就要去有关的医疗机构就诊。

产褥热

子宫内膜的伤口被细菌感染，出现炎症，发烧38℃以上，这种症状称为产褥热。该病症伴有腰痛或腿疼，恶露有异味。由于消毒和灭菌技术的进步，近年发病率有所下降。

妊娠高血压综合征

一般来说，妊娠高血压综合征（参照本书92页）在产后渐渐改善，血压下降，浮肿等也逐渐消失。

有时候产后过了一个月，症状也没有得到改善。在怀孕期间，长时间患有妊娠高血压综合征的产妇，以及症状严重的产妇，据说容易出现上述情况。在这种情况下，住院期间一定要接受彻底治疗，出院后也要注意休息，坚持食物疗法。如果不好好接受治疗，可能会发展成慢性肾炎或高血压。另外，下次怀孕时容易再次患上妊娠高血压综合征，应多加注意。

● **产褥体操** ●

产褥体操一般在产后24小时之后开始。在此，介绍一下适合产后第一天开始到产后第五天做的体操。从第六天开始，可以将这些体操组合起来做，请注意一定要适可而止。剖宫产或分娩异常的产妇，出血过多或贫血的产妇，一定要向医生或助产士咨询以后再开始做体操。

产后第一天

● **趴着的姿势**

对于子宫恢复有效果。每天做10～20分钟，持续三周

● **脚腕的运动**

仰卧，保持脚后跟贴着床的状态，脚尖伸直，翘起。然后单脚伸直，翘起

产后第二天 ● **手臂抬起放下**

仰卧，左右伸开双臂，以身体居中慢慢上举，双手合拢，渐渐加快速度。这个动作做五次

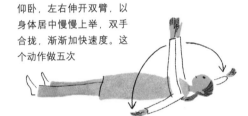

产后第三天 ● **腹肌运动**

❶ 仰卧，双手放在肚子上，下颚向胸口靠近，头向上抬起。这个动作做五次
❷ 如果没有给身体造成负担的话，请人按着脚腕做腹肌运动，这个动作做五次

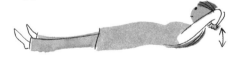

产后第四天 ● **骨盆运动**

仰卧，膝盖直立，慢慢抬起臀部，让腰部到后背成一条直线。然后，慢慢回到原位。这个动作做三次

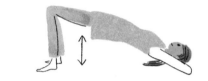

● **骨盆倾斜运动**

仰卧，双手叉腰，45°左右扭动腰部。1～2秒后，回到仰卧姿势。相反方向同样扭动。左右各做5次

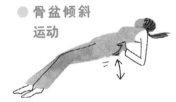

产后第五天

● **腿的运动**

仰卧，双手稍稍打开，支撑身体。单腿抬高，一直到和身体成为直角的位置。接着，双腿一起抬高，直至和身体成为直角（会阴切开的产妇要等拆线以后，经过医生许可才可能练习）

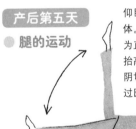

贫血

怀孕期间贫血的产妇和分娩时大量出血的产妇，在产后贫血可能更加严重。医生诊断为贫血，开出铁剂处方，这时一定要按时服药，吃饭时注意多吃些含铁丰富的食品。

乳汁淤积症

虽然乳房发胀，但乳管的出口没有打开，或者乳管被堵，这种乳腺中充满乳汁的状态称为乳汁淤积症。宝宝不能很好地吸吮乳汁时容易引发这些症状。此病症导致乳房红肿，出现硬块，有时候还会发烧。

出现症状后如果放任不管，囤积的乳汁被细菌感染，可能发展为乳腺炎，因此一定要早些采取措施。解决问题的关键在于开通乳管。即使疼痛，也要尽量让宝宝吮吸乳头，剩下的母乳要挤干净，这样做对于开通乳管很重要。

乳头皲裂

由于母乳不足导致喂奶时间长，宝宝的吮吸力过强等原因，有时候乳头会受伤，出现皲裂。如果症状比较轻，乳头没有化脓的话，可以使用乳头保护器继续喂奶。

可以去妇科开些软膏涂抹到乳头上。喂奶的时候，一定要擦去药膏。如果疼得厉害，可以用吸奶器挤出母乳，放到奶瓶里给宝宝吃。

喂奶之后一定要将乳汁挤干净，喂奶前后用清洁棉擦拭乳头，保持清洁，这样可以预防乳头皲裂。

乳腺炎

乳汁淤积症或乳头皲裂恶化，容易引发乳腺炎。

如果患了乳腺炎，乳房红肿，出现硬块，感到疼痛，还可能发烧超过38℃。有时候乳头还会流脓。这时一定要进行治疗，如吸出乳腺中的脓水，切开乳房取出脓水等。另外，还必须服用抗生素，因此治疗期间需要停止喂奶。

● 开通乳管的方法 ●

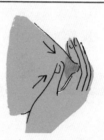

◆乳管是母乳的出口，乳房中有很多根。为了尽可能地开通多条乳管，做一些轻微按摩会有一定效果。

❶抓住乳头往前拉

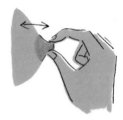

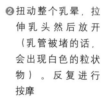❷扭动整个乳晕，拉伸乳头然后放开（乳管被堵的话，会出现白色的粒状物）。反复进行按摩

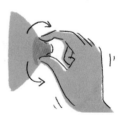

● 产后的不适 ●

产后的一段时间，身体上容易出现各种各样的不适症状。虽然不是很严重，但还是会让人感到不安，下面就给出几种这样的不适症状。

◎ 腰痛

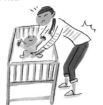

在照顾宝宝的过程中，蹲着、弯腰的时候比较多，容易增加腰部负担。不要长时间保持一个姿势，可以使用一次性暖宝宝温暖腰部，促进血液循环

◎ 掉头发

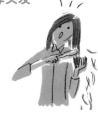

产后，由于卵巢分泌的激素减少，短期内容易掉头发。注意饮食均衡，做做头皮按摩

◎ 耻骨痛

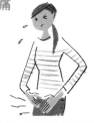

分娩时打开的耻骨在恢复原状的过程中，产妇会感到疼痛。疼痛时不要剧烈运动，不做不能做的姿势。疼痛虽然能够自愈，但如果过分疼痛就要去就诊

◎ 会阴切开的部位疼痛

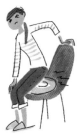

伤口快要愈合时感到又麻又疼，最长产后一个月左右也就不疼了，如果伤口肿胀或化脓，一定要就诊

◎ 漏尿

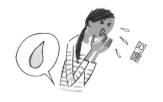

分娩时由于用力，导致子宫、膀胱或尿道周围的肌肉松弛，有时候仅仅咳嗽或打喷嚏，就会引起轻微漏尿。产后，这种症状会渐渐消失。如果练习一下锻炼这些肌肉的体操（脚腕的运动，参照本书145页），就会恢复得更快

◎ 便秘、痔

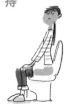

由于会阴部的疼痛，排便时不能使劲，有些人会出现便秘。多摄取水分和膳食纤维对缓解便秘具有一定的效果。另外，妊娠后期，受下半身血流不畅，分娩时使劲的影响，有些人患了痔疮。缓解便秘可以预防痔疮

产后膀胱炎、肾盂肾炎

产后，感觉不到尿意，膀胱容易残留尿液，因此细菌容易进入膀胱和尿道，引起膀胱炎。患了膀胱炎，会出现尿频、残尿感，排尿时感到疼痛等症状。

由于尿频在怀孕期间也出现过，有些人可能不容易察觉患上了膀胱炎。即使症状较轻，以防万一，也要去医疗机构就诊。

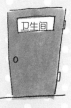

膀胱感染的细菌，向肾盂扩散，容易引发肾盂肾炎。一旦发生肾盂肾炎，就会高烧接近40℃，感觉肾脏后面的腰部疼痛。

为了预防，一定要频繁处置恶露，保持阴部清洁，不要憋尿。

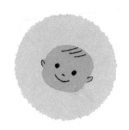

产后常见的心理变化

漫长等待之后，终于迎来了宝宝的诞生，每天本应该是高高兴兴的，但是总觉得心情郁闷。产后，产妇不仅身体发生变化，心理上也容易感到不安，重要的是不要过分逞强。

产后焦虑症

产后，产妇一时会出现心神不宁、突然担心、情绪低落等心理变化。这种现象被称为产后焦虑症。

一般来说，这种现象在产后2~3天开始，持续1~2周，而随着身体的恢复，情绪也会渐渐地安定下来。

出现产后焦虑症的原因之一，被认为是产后分泌的激素的量突然减少。另外，自己所处的环境发生了变化，作为母亲必须要好好养育孩子，这种紧张感使得产妇的心理容易出现变化。

产后焦虑症的表现方式每个人各有不同，这是产后每个女性都要经历的事情。产妇一定要认识到没有必要想太多，随着时间的推移就会平静下来。

可能发展为抑郁症

一般情况下的产后焦虑症会自然痊愈，但是如果对此不加重视，

● 产后焦虑症的症状 ●

产后焦虑症：从怀孕到产后出现的短期的、轻微的抑郁状态。产后2周左右有易于患病的倾向。

没有缘由的悲伤、流泪

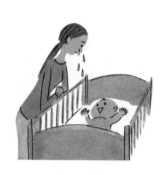

什么也不想做，容易发脾气

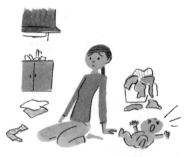

心神不宁，对周围的人发火

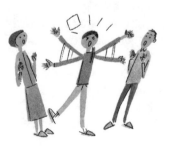

为了一点小事耿耿于怀，忧心忡忡

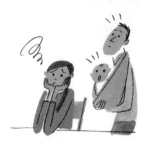

第一次孕产必备 怀孕·生产·0岁育儿

后果不堪设想。最近，从产后焦虑症发展为抑郁症的病例正在增加。

情绪低落不能改善，干什么都没有兴趣，这种情况如果持续1个月以上，建议去医疗机构就诊。

和别人聊聊天会舒服很多

如果感到自己患有产后焦虑症，一定不要硬撑着。不要试图育儿、家务样样完美，能放手时就放手。

母亲不能完全按照育儿书所写的去养育宝宝，宝宝的一举一动也不会全部遵从母亲的想法。即使不顺利，也要想到"哪有那么容易的事情"，舍得放弃、放宽心态非常必要。

如果总是自己一个人忧心忡忡，就会情绪低落，和别人聊聊天就会舒服很多。可以和丈夫以及了解自己脾气秉性的朋友说一说，找个能够敞开心扉的人聊一聊。

● 如何克服产后焦虑症 ●

● 找个人诉诉苦
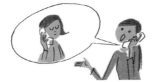
不要自己一个人担心烦恼，和家人或朋友说说、诉诉苦，心里会痛快一些

● 家务减到最少
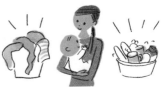
不要奢望将家务和育儿做到完美无缺。育儿优先，家务可以简化

● 接受家人的帮助
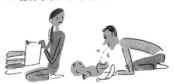
请丈夫或是自己的妈妈、婆婆等帮忙。为了预防、改善产后焦虑症，与丈夫和周围人的互动必不可少

● 结交宝妈朋友
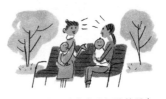
结交正在育儿或有育儿经验的朋友，和她们谈谈自己的烦恼

周围的人需要注意的事情

为了预防、改善产后焦虑症，与丈夫和周围人的互动必不可少。产后不久，对待产妇，需要注意右面所列几点	◆主动搭话 ◆丈夫工作结束，尽量早些回家 ◆如果产妇向你诉苦，一定要温柔体贴，认真倾听 ◆保证产妇足够的睡眠 ◆不要鼓励，不要指责 ◆如果情绪低落持续超过1个月，带她去医疗机构就诊

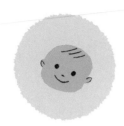

如何坐月子？

产后一个月后，产妇和婴儿都要在生产的医疗机构进行健康检查。产后一个月健康检查时如果没有查出任何异常，产妇就可以像平时一样生活了，在此之前一定要注意调养身体。

以调养身体为中心

出院以后的一个月之内，一定要注意健康管理，不能逞强。即使自己觉得身体已经好了，可是由于分娩的压力以及对育儿生活的不习惯，身心都容易感到紧张和疲惫。

出院后一周左右，产妇感到疲劳，就要躺下休息。家务尽量让家人帮忙做，自己做的事情要降到最低限度。一个月健康检查之前不要洗澡（盆浴）、性交、开车。

出院后第2周开始，可以做做饭、洗洗衣服之类的，从轻微的家务开始做。这个时候，恶露的量也减少了，可以将卫生巾改为护垫。

出院后第3周开始，身体基本恢复。可以做做一般的家务，不要累着，也可以短时间地外出。产妇可以到附近的商店买东西，出去散散步。

产后一个月健康检查（42天）

在出院的时候预约好母婴的一个月健康检查。如果家人能帮助照顾宝宝的话，最好将自己和宝宝的健康检查预约为不同的日期。

在产妇的一个月健康检查中，医生要对子宫的恢复以及恶露的状态等进行检查，这之外还要询问母乳喂养的状况以及体重的变化等。如果没有检查出问题，就可以像平常一样坐在浴缸里洗澡，也可以性交了。

在宝宝的一个月健康检查中，除了测量宝宝的身高、体重，检查身体状况有无异常之外，医生还要询问母乳或奶粉的量以及睡眠的情况。检查时，如果日常生活中有什么不明白或想要咨询的问题，可以咨询医生。

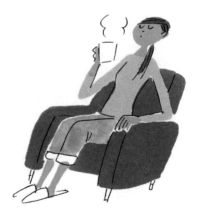

产后一个月内一定不能累着，感觉疲劳时立刻休息

产后第2周	**身体的变化** ★ 子宫收回到骨盆内，从外表看，回到怀孕之前的样子 ★ 恶露的量减少，颜色也渐渐由褐色变浅，变为黄色	**生活上的注意事项** ★ 做家务要从不给身体造成负担的家务开始，不要累着 ★ 带孩子容易睡眠不足，中午和宝宝一起睡个午觉，休息一下 ★ 不能坐在浴缸里洗澡，可以淋浴
		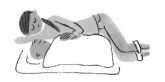
产后第3周	**身体的变化** ★ 恶露的颜色从黄色变为白色 ★ 会阴部的疼痛基本消失 ★ 如果是母乳喂养，可能会发生乳腺炎等乳房问题	**生活上的注意事项** ★ 虽然日常的家务可以像平常一样做了，但不要做力气活 ★ 可以到附近散散步、买东西 ★ 洗澡时要用淋浴
		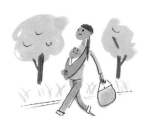
产后第4周	**身体的变化** ★ 恶露变得少而透明，或者基本上没有了 ★ 会阴部的疼痛消失 ★ 接受产后一个月健康检查	**生活上的注意事项** ★ 在产后一个月健康检查中，如果没有异常，就可以像怀孕之前一样做家务、外出 ★ 在产后一个月健康检查中，如果得到许可，就可以坐浴盆洗澡、性交了 ★ 如果是回老家生产，要等产后一个月检查之后再回家
		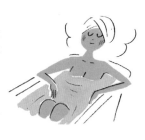

温馨提示

谁去提交出生登记

　　宝宝的出生登记必须要在出生后14日之内，在宝宝的出生地或本籍地向申请人所在的市区乡政府户籍派出所提交。

　　用医疗机构开具的出生证明书，给孩子起好名字以后就可以提交出生登记了。在此期间，产妇的身体还没有完全恢复，不能长时间外出。这正是丈夫出面的时候，为了让丈夫意识到他已经是"孩子爸爸"了，出生登记手续最好让丈夫去做吧。

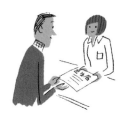

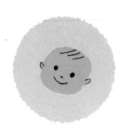

如何度过产后的一年?

孩子过了满月,你就可以回到怀孕之前的生活了。从这时候开始,作为一个母亲,在守护宝宝成长的同时,自己也要不断成长。

再次来月经和避孕

随着子宫的恢复,月经也再次来了。

每个人再次来月经的时间差别很大,来得早的人,产后两个月左右就开始来了,而有些人过了一年都还没有来。一般来说,坚持母乳喂养的母亲月经来得比较晚。

另外,人们往往认为月经来之前不会怀孕,但实际上排卵发生在月经之前,因此有可能在产后第一次月经之前就怀孕了。即使是在产后不久,只要不想马上要第二个孩子,就有必要采取避孕措施。

产后的房事,夫妻双方的心情有时候很难合拍。虽说只要没有恶露,就可以行房事,但初为人母的产妇,照顾宝宝操心费力,性欲寡淡也是实情。

夫妻双方要将自己的真实想法告诉对方,不要过分勉强,频度要合适,夫妻交欢,重在放松身心。为了防止彼此错过良机,夫妻之间更应该多加沟通。

希望回到产前的体型

产后对女性来说,体重和体型的恢复令人烦恼。

分娩时胎儿、胎盘和羊水等排出体外,马上减掉4～6千克,但是怀孕期间体内囤积的脂肪却很难减掉。竭尽全力带孩子,即使身体很累,可是在室内的时间还是比较长,因而能量的消耗不够,注意不要吃得过多,这一点也很重要。

产后的一段时间,身体还没有完全恢复,还要给宝宝喂奶,做家务和带孩子都需要能量,一定不要过度节食。做好体重一点点减少的思想准备,争取在产后6个月左右恢复到怀孕前的体重。

如果想恢复到产前的体型,产后一个月要做产褥体操(参照本书145页),此后,再做产后的塑形体操(参照本书154页)。

● 产后房事的注意事项 ●

产后一个月健康检查时，如果医生允许，可以和怀孕之前一样行房事。实际上，产妇因为阴道松弛或会阴切开的伤口等心有余悸，加上不习惯带孩子和睡眠不足而导致缺乏性欲的情况也屡见不鲜。产妇一定要和丈夫好好商量，互相尊重对方的感受，考虑一个适合夫妻双方的交流方式。

● 开始的时候可能不合拍

和怀孕前的感觉、频率不同也不要着急

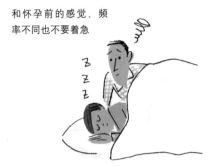

● 阴道的松弛会自然恢复

阴道的松弛会渐渐恢复，不必担心。也可以做些提肛运动，然后做放松的练习，对改善阴道松弛有一定效果

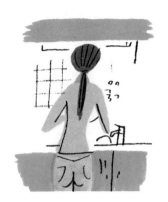

● 互相抚摸，相互沟通也很重要

没有兴致的时候，可以互相抚摸、相互沟通

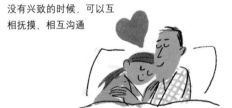

● "不想马上要第二个孩子"，就要避孕

如果不想马上要第二个孩子的话，就要采取避孕措施

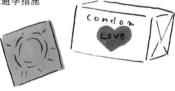

支援产后生活的服务

无论是做家务还是出门都不尽如人意，刚刚开始育儿，心中充满不安，下面给这样的"新手妈妈"介绍一些有用的服务。

● 乳儿家庭访问（你好！宝宝）

对出生后4个月的所有乳儿家庭进行家访，倾听产妇的各种不安和烦恼，提供有关育儿支援的信息。另外，对母婴的身心状况和养育环境等提出建议。

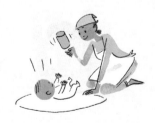

产后的塑形体操

怀孕期间增加的体重，在产后4~6个月恢复到产前水平。即使体重恢复了，但要恢复到怀孕前的体型则很困难。产后一个月内做产褥体操（参照本书145页），一个月之后，开始练习塑形体操。

收紧侧腹的运动

立起双膝，坐在床上，左手向后撑着，右手抱着膝盖。慢慢地一边吐气一边将上半身扭向左侧，扭不动的时候保持10秒不动。身体回到原来的位置，向右做同样的扭动。左右各做5次。

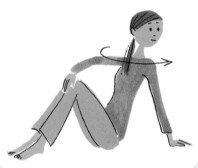

收紧大腿的运动

用胳膊肘支撑，上身抬起，从髋关节开始，大幅度地像蹬自行车那样慢慢地做30次。

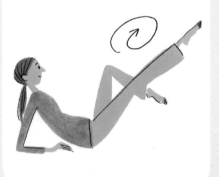

收紧臀部的运动

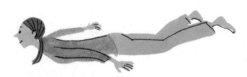

俯卧，双臂和双腿抬起。保持这种状态，仿佛蝶泳踢腿打水似的左右腿相互交替踢腿10次，为一组。这个动作做5组。

收紧双臂的运动

❶ 双臂放在脑后弯曲，用左手压住右臂的胳膊肘。
❷ 被压住的胳膊肘向脑的后方尽量用力拉伸。用右手压住左胳膊的胳膊肘，做同样的拉伸。然后左右交换。

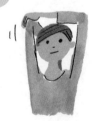 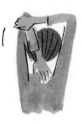

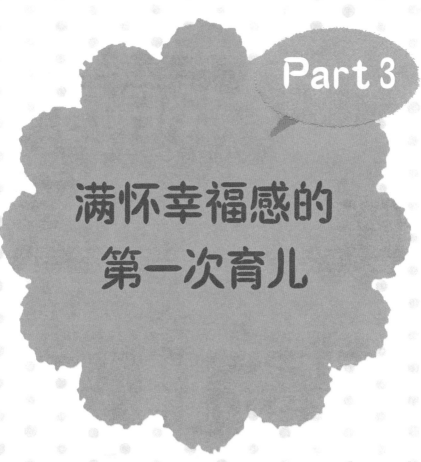

Part 3

满怀幸福感的
第一次育儿

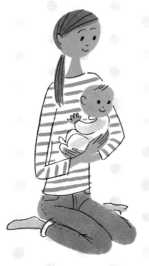

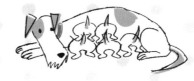

I岁之前

宝宝的
成长日历

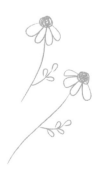

从出生到一岁，宝宝的成长日新月异。在此，按照月龄介绍一下宝宝是怎样发育的，但这只不过是一般成长过程中的大概标准。每个孩子的成长和发育过程千差万别，即使一时还没有达到这个标准也没有必要担心。如果发现宝宝的发育明显迟缓，体重和身高的增长程度不对劲的话，可以咨询儿科医生。

0个月
（从出生到满月）

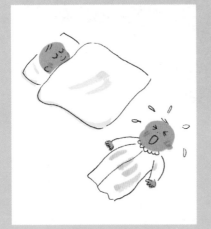

不论白天还是晚上，一直在睡觉。宝宝醒来的时候，妈妈要和宝宝说说话。虽然宝宝的眼睛还看不清楚，但是耳朵却能听得很清楚，大的声音可能使宝宝受到惊吓。宝宝肚子饿了，尿布湿了，感到不舒服的时候就会用哭泣来让人知道。听到宝宝的哭声，要根据宝宝的需要喂奶或换尿布。

1个月
（从满月开始到2个月）

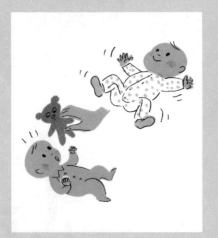

体型胖乎乎的，越来越像婴儿了。视力也开始发育，满月的时候，宝宝已经能够用眼睛追着东西看了（追视）。宝宝的手脚虽然有时候会乱动，但这些都是反射运动，不是宝宝自己有意识地活动。这个时期，要和宝宝多说话，多做身体接触。

第一次孕产必备 怀孕·生产·0岁育儿

2个月
（出生后2个月开始到3个月）

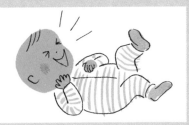

体型越来越胖乎，出生后3个月左右，宝宝的体重已经是出生时体重的2倍左右。视野更宽，头可以转动来找到自己想要看的东西。头也能立起来，如果让宝宝趴着，宝宝可以抬起头和肩。听到妈妈的声音可以转头看过去，逗宝宝的时候，宝宝会笑出声，照顾宝宝，其乐融融。

3个月
（出生后3个月开始到4个月）

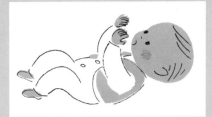

宝宝可以根据自己的意愿活动手脚，出现自己盯着自己的手看的"注视手（hand regard）"现象，有些宝宝开始吮吸手指。即使肚子不饿，尿布也不湿，但宝宝还是发脾气，有时候也不好好吃奶。不要让宝宝一直躺着，抱一抱、哄一哄，和宝宝之间的交流非常重要。

4个月
（出生后4个月开始到5个月）

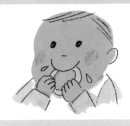

满4个月的时候，大多数婴儿的头都能直立了。手脚的活动也更加活泼有力，如果试着让宝宝在母亲的腿上站立，宝宝会蹬腿。因为宝宝手里抓到什么都往嘴里送，所以一定注意不要在宝宝的四周放置危险物品。宝宝开始分辨出母亲和其他人，不喜欢让生人抱。

5个月
（出生后5个月开始到6个月）

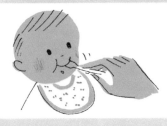

有些宝宝可以翻身了。在宝宝后背放个垫子之类的东西，宝宝可以坐一会儿了。这个时候，大多开始给宝宝添加离乳食，宝宝可以记住各种各样的味道和咀嚼的感觉等。宝宝的表情也丰富起来，不仅对于爸爸妈妈的举动有反应，自己也会主动笑，并做出动作来表示自己想要什么。

6个月
（出生后6个月开始到7个月）

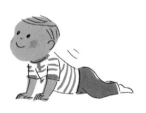

多数宝宝都已经能够翻身了。趴着的时候，宝宝可以用双手支撑起上半身，抬起胸部，如果有人扶着，有些宝宝可以抓着站起来。宝宝喃喃自语日渐增多，因此父母要多对宝宝说话，玩"藏猫猫"等游戏，一定要多和孩子交流。

7个月
（出生后7个月开始到8个月）

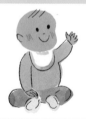

运动量增加，可以肚子贴着地面爬行，可以仰卧也可以俯卧，自行变换各种姿势。没有支撑物也能坐着。有些宝宝开始长乳牙，渐渐习惯离乳食。开始认生，有些宝宝见不到妈妈就会哭泣。宝宝因为不安而哭泣的时候，一定要抱抱孩子，安抚孩子。

8个月
（出生后8个月开始到9个月）

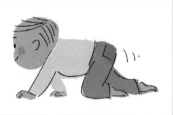

可以用手抓住勺子等物品，还可以用手指捏东西。有些宝宝还会主动抓着离乳食自己吃。从肚子贴着地爬行，渐渐地变为肚子离开地面爬。如果要求得不到满足，有些宝宝就会大声哭闹，父母要尽可能满足孩子的要求，让孩子有满足感和安心感。

9个月
（出生后9个月开始到10个月）

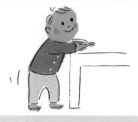

会爬以后，宝宝的活动范围越发扩大，也就离不开人了。另外，宝宝会找寻妈妈的身影，"追人"的情景也越来越多。有些宝宝抓着东西就能站起来。好奇心很强，相比玩具，更喜欢拿着日常用品玩。因此，平时一定要事先检查宝宝触手可及的地方有没有危险物品。

第一次孕产必备　怀孕·生产·0岁育儿

10个月

（出生后10个月开始到11个月）

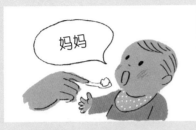

手指更加灵活，可以用拇指和食指捏住小东西。虽然有些宝宝可以扶着东西站稳了，但也有些宝宝更喜欢到处爬，因而不去扶着东西站立。宝宝开始有了智慧和记忆力，想要什么东西就会有所表示，有些宝宝还能发出"姆妈"等词语。这正是宝宝学说话的时期，要多和宝宝说话。

11个月

（出生后11个月开始到12个月）

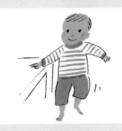

运动发育比较早的孩子，不仅可以扶着东西站立，而且开始蹒跚学步。手指也更加灵活，可以转动煤气炉的旋钮。一定要再次检查一下室内有没有危险的地方。上下乳牙各长出4颗，各种各样的离乳食都可以吃了。一定要让孩子体验吃东西的乐趣。

12个月

（出生后12个月开始到13个月）

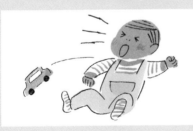

身高是出生时的1.5倍，体重是出生时的3倍。可以说出"妈妈""汪汪"等有意义的词语，喜欢或讨厌等感情表达也很清晰。开始对和自己同龄的小孩儿或比自己稍微大一些的哥哥、姐姐感兴趣，一直盯着他们看，或是跟着他们学。一定要带着孩子去公园等地方，找机会让孩子和其他不同年龄段的孩子互相交流。

1岁～1岁半

（出生后一年开始到一年半）

很多孩子渐渐地学会走路。上下乳牙各长齐12颗，离乳食也结束了，可以和大人吃同样的食物。虽然能否说话有些差别，但是大概都能听懂大人对自己说的话。宝宝虽然越来越淘气，但在这段时间，也希望得到妈妈的表扬。宝宝做好某件事的时候，妈妈一定要毫不吝啬地进行表扬。

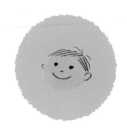

刚出生的宝宝什么样？

在妈妈肚子里被称为"胎儿"的宝宝，出生后四周之内被称为"新生儿"。这个小生命为了适应新环境而竭尽全力，我们一定要伸出援手！

新生儿的特征

出生后四周之内的宝宝被称为新生儿。宝宝随着月龄的增长，其变化是显而易见的。刚刚出生的宝宝，具有仅在这个时期才能看到的一些特征。

- **体型**。刚刚出生的宝宝身高大约50厘米，体重大约3000克，头围大约30厘米。相对于细小的身体，宝宝的头比较大，身高大约相当于4个头的长度。
- **头**。有时候头上会有一些鼓包。这是宝宝通过产道时被压迫造成的，一般来说，出生后3个月左右就会消失。

另外，宝宝的头顶是软软的，呼扇呼扇的。这是因为头顶部的骨头和骨头之间的缝隙（前囟门）还开着的缘故。前囟门在孩子1岁半左右闭合。

- **手足**。相比胖乎乎的上半身，宝宝的胳膊和腿很细，手脚很小，很可爱。攥着小拳头的时候比较多，胳膊肘呈弯曲状态，做出高呼万岁的姿势，膝盖弯曲，双腿容易呈现出M形的姿势。
- **皮肤**。从产道刚刚出来的宝宝身体为青白色，一旦发出产声，开始用肺呼吸，皮肤就会渐渐变为粉红色。

这是因为通过用肺呼吸，吸取氧气，血液中的血红蛋白和氧气结合，血液变为红色的缘故。这也是新生儿被称为"红色婴儿"的原因。因为宝宝的皮肤很薄，可以透过皮肤看到血管，全身看起来红红的。

- **呼吸、脉搏**。成长速度很快的宝宝，需要很多的氧气。因此，宝宝的脉搏和呼吸都比较快，脉搏一分钟大约120次，呼吸一分钟40~50次，速度大约相当于成人的2倍。
- **眼睛、耳朵**。因为宝宝的听力从胎儿时就已经发育了，刚刚出生的宝宝也有很好的听觉。但是，宝宝的视力却只有大约0.1，看不到远处的东西。眼睛只能聚焦到20~30厘米的距离上，据说这个距离正好是妈妈抱着宝宝时，宝宝和妈妈的脸之间的距离。

● 刚刚出生的宝宝的特征 ●

〈头〉
头顶部有被称为"前囟门"的头盖骨的缝隙，呼扇呼扇的，1岁半左右这个缝隙就会闭合。

〈目〉
知道明暗，只能看到距离20～30厘米的东西。

〈耳〉
在妈妈肚子里时就能听得很清楚。有时候会因为大的声响而吃惊。

〈胳膊（手）〉
胳膊肘弯曲，双臂呈W形，手握拳。指甲的生长速度出人意料得快。

〈体型〉
出生后不久，会出现生理性的体重减少，但很快就会恢复。身高为四个头长，肚子圆鼓鼓的，胳膊和腿却很细。

〈皮肤〉
出生后2～3周，皮肤开始更新。出生后2～3天，出现新生儿黄疸，这是生理性的，经过7～10天就会自然消失。

〈肚子〉
因为宝宝进行腹式呼吸，所以能看到宝宝呼吸时肚子起伏的样子。脐带在宝宝出生后1～2周会自然脱落。

〈腿（脚）〉
髋关节打开，双膝弯曲，双腿呈M形的状态。脚心还没有足弓，还是扁平足。

原始反射

出生后3个月左右的婴儿，虽然大脑没有发出指令，但会做出反射性的动作，这种现象称为原始反射。原始反射有以下几种情形：

● **吮吸反射**。往宝宝嘴里放入乳头，宝宝会开始用力吮吸，这种现象是由反射运动形成的。正是因为有了这种反射能力，宝宝才能吃奶。

● **莫罗反射**。用手撑住宝宝的头后将其抬起，然后突然放下，这样挪动宝宝，宝宝的手会张开，似乎想要抓住什么东西。如果出现大的声响，宝宝也会做同样的动作。

● **抓握反射**。如果将手指或什么东西放入宝宝的手心或脚心，指趾头会弯曲，想要握住。这是人类曾经类似于猿猴时所残留的迹象，小猿猴要用双手双脚紧紧地抓住母猿猴，这是一种本能。

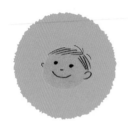

0~1个月宝宝的养育要点

这个阶段的宝宝不分昼夜，时而睡觉，时而醒来哭闹，循环往复。不仅如此，宝宝撒尿排便的次数也比较多，照顾起来很辛苦，夫妻一定要齐心协力。

出生后0~1个月的宝宝

宝宝出生后5~6天，会出现生理性的体重减少，此后平均每天增加体重30~40克，眼见着越长越大。

这只是一个平均值，每天增加的体重是不同的。不必每天给宝宝测量体重，也没有必要在乎宝宝的体重增加多少。以一周为单位测量一下体重，确认一下体重的增加量就足够了。

如果宝宝出生后一个月左右，体重没有什么变化的话，请到儿科就诊。

宝宝的皮肤上有时候会出现青斑，这种青斑被称为蒙古斑，主要出现在臀部或后背。这是因为表皮下面有很多黑色素细胞聚集到一起的缘故，蒙古斑不是病，随着宝宝的成长，颜色就会渐渐变淡。

睡眠时间每天14~15小时

出生不久的宝宝总是睡觉，据说每天的睡眠时间为14~15小时。

宝宝不会连续睡很长时间，不管昼夜，时而睡觉，时而醒来，循环往复。宝宝的睡眠，有一半以上的时间，身体虽然是睡着的状态，而脑部却是醒着的"眼球快速运动（REM）睡眠"状态，因此，即使是一点小小的刺激，也会吵醒宝宝。

宝宝能在夜里睡长觉要等到出生后3~4个月。在此之前，宝宝感到肚子饿了、尿布湿了时，夜里都会哭闹，因此父母必须频繁起床照顾宝宝。

夜里睡不好觉，妈妈可以和宝宝一起睡个午觉。这样不规则的生活节奏要持续一段时间，所以一定不能逞强。当感到疲劳或睡眠不足时，一定要当天休息，缓解疲劳。

这个时期的育儿要点

生活节奏一定要服从宝宝，宝宝有要求时一定要马上回应，这一点非常重要。如果宝宝想吃奶，就喂奶，宝宝能吃多少就吃多少，经常给宝宝换尿布。

◉ 满月之前的育儿要点 ◉

◉ 不管是母乳还是用奶粉冲的奶，宝宝想吃多少就喂多少

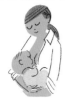

授乳间隔还没有规律，一次不能吃很多。宝宝想吃的时候就给吃母乳或冲奶粉，宝宝能吃多少就喂多少

◉ 尿布脏了马上换

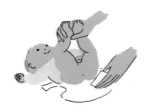

宝宝频繁地尿尿或拉屎，尿布脏了一定要马上换。如果放置不管，不仅不干净，垫着湿尿布，宝宝的皮肤还容易出现尿布疹

◉ 每天洗一次澡

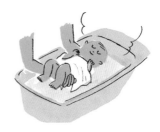

宝宝新陈代谢快，爱出汗。一天一次，尽可能在固定的时间给宝宝洗澡。大约10分钟内洗完，动作要快

◉ 宝宝哭了就要抱着

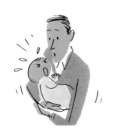

宝宝哭了，一定要马上走到宝宝身边，抱起宝宝。因为有了解自己的需求、可以信赖的人抱着，宝宝心里就会感到踏实

◉ 看着宝宝的眼睛，和宝宝说话

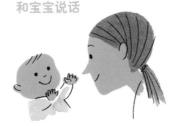

宝宝醒着的时候，一定要看着宝宝的眼睛，和宝宝说话。父母和宝宝说话，会促进宝宝语言能力的发展

◉ 布置一个安全舒适的环境

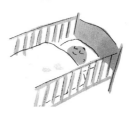

宝宝只能睡觉，自己不能活动，因此一定要考虑室温和通风等情况。时常检查寝具，脸是否让被子捂住了等

"会不会养成不抱不行的坏习惯呢？""是不是太溺爱了呢？"这些担心完全没有必要。这个时期更要好好疼爱宝宝，多和宝宝肌肤相亲，让宝宝感受到爸爸和妈妈的爱。

另外，哄逗宝宝，一定要看着宝宝的眼睛，和宝宝说话。宝宝可以看到离自己30厘米左右的东西，声音也听得很清楚。通过看着宝宝，和宝宝说话，宝宝就会记住可以信赖的妈妈、爸爸的脸，分清他们的声音。

满月之前的宝宝每天都在成长，一天一个样。经过一周之后，宝宝的样子已大不同前，因此，建议拍下这珍贵的瞬间，留作纪念。

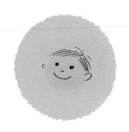

如何抱宝宝才能让宝宝感到安全？

妈妈开始抱宝宝的时候，会感到紧张，动作也不熟练，但是抱着抱着就习惯了。宝宝也习惯让妈妈抱着，并记住妈妈是怎样抱自己的。

宝宝哭了要立刻抱起来

虽然是第一次抱宝宝，但是在住院的时候学过怎样抱孩子，所以妈妈完全不必担心。开始的时候不熟练，渐渐地就习惯了，就可以很从容地抱孩子。宝宝也会记住妈妈抱自己的方式，因而自己调整身体的姿势，让妈妈抱着容易些。

有些妈妈不知道什么时候该抱宝宝。如果宝宝哭了，请马上抱起来。有人可能担心这样做会不会养成"不抱不行"的坏习惯，其实，宝宝正因为被妈妈抱着，才会感到安全，这也是母子亲情的证明。

● 抱起和放下宝宝的方法 ●

● 抱起宝宝的方法

❶ 将手放在宝宝的脖子后面，用整个手掌稳稳地托住宝宝的头

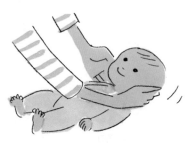

❷ 另一只手从宝宝的两腿间伸过，用整个手心托住屁股，保持平衡，举起身体

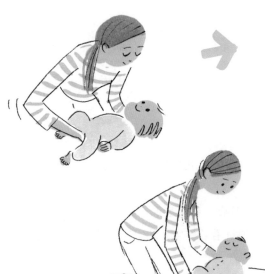

● 放下宝宝的方法

从屁股开始轻轻放下，然后慢慢地放下宝宝的头。先抽出托着宝宝屁股的手，然后抽出托着宝宝头的手

头立起来之前横着抱

在宝宝的头能立起来之前，要托稳宝宝的头，横着抱。抱起宝宝和放下宝宝的时候，一定要把一只手放在宝宝的脖子后面，托住宝宝。

抱着宝宝的时候，一定要和宝宝对视。一次又一次的对视交流和肌肤接触，宝宝就会表现出各种各样的反应。虽然宝宝不能用语言表达，但亲子之间的眼神交流也足以让宝宝感到愉悦。大人一定要多和孩子说话。

不仅妈妈要抱宝宝，爸爸也要积极主动地抱宝宝，让宝宝记住妈妈和爸爸抱着的感觉，不论是妈妈还是爸爸抱着宝宝，都能让宝宝感到踏实，这才是我们的目的所在。

● 横抱和竖抱的基本要点 ●

● **横抱**　宝宝的头能立起来之前，让宝宝横躺在怀里，横着抱

横着抱的方法
根据上一页中的"抱起宝宝的方法"的要点，抱起宝宝后，将宝宝的头放在妈妈的臂弯里，和妈妈的身体贴近，另一只手搂住宝宝的屁股，托住宝宝的身体

● **竖抱**

竖着抱时，容易和宝宝四目相对，因此和宝宝说话时，让孩子的脸朝着自己，竖着抱

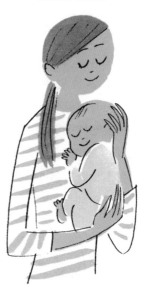

抱宝宝的要点

◆ 抱起宝宝的时候，动作一定要慢，要温柔
◆ 托住宝宝的脖子和头的手不要过度用力
◆ 仅仅靠手臂抱着孩子会感到疲劳，让宝宝靠近自己，紧挨着自己。这样比较省力，可以长时间抱着

竖着抱的方法
根据上一页中"抱起宝宝的方法"的要点，抱起宝宝之后，一只手要托住宝宝的脖子后面，另一只手要托住宝宝的屁股，将宝宝的上身立起来抱着。等宝宝的头能完全立起来之后，就可以不用手扶着宝宝的脖子后面，而是将手放在宝宝的腋下，托住宝宝的身体

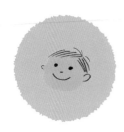

母乳喂养的要点

母乳对宝宝来说是第一营养来源。不仅如此，授乳还增加了母亲和宝宝互相接触、加深感情的交流时间。

母乳是自然就有的吗?

生了宝宝，自然就会有母乳，从一开始就可以让宝宝吃个够，真的是这样吗? 实际上，几乎没有人一开始就有很多母乳。母乳是由宝宝的吮吸刺激产妇大脑分泌激素产生的。

出生1~2周后的宝宝还不习惯吮吸母乳。因此，一般来说母乳不太多。重要的是，此时一定不要灰心，一定要让宝宝吮吸乳头。只要坚持下去，渐渐地宝宝就会好好吮吸母乳，母乳分泌也会越来越稳定。

基本上是宝宝一哭就喂奶

刚开始宝宝不太会吮吸吃奶，一次也不能吃够。在此期间，授乳规律还不稳定，因此宝宝哭闹，想要吃奶的时候就喂奶。等到宝宝一次能吃够量的时候，想要吃奶的时间就会稳定下来，授乳也就渐渐有规律了。还有，妈妈的母乳如果充足的话，宝宝想吃多少就喂多少。这样的话，授乳间隔就会变成每隔3~4小时一次，一天5~7次。

不出母乳

有没有母乳因人而异，有的产妇奶水充足，也有的产妇却总是没有奶水。母乳不足不是因为产妇不够努力造成的，一定不要为此烦恼。如果仅仅依靠母乳，宝宝吃不饱，可以选择母乳和奶粉的混合喂养方式。

在给宝宝吃奶粉之前，一定要先给宝宝喂母乳。

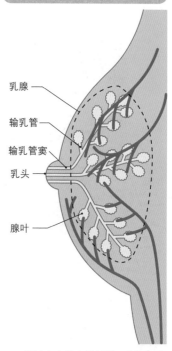

● 母乳分泌的原理 ●

乳腺
输乳管
输乳管窦
乳头

腺叶

通过宝宝的吮吸刺激，分泌出可以生成乳汁的激素，即催乳素，从而在腺叶生成乳汁。同时分泌出催产素，这种激素具有将乳汁从乳腺送到输乳管窦的作用，母乳就从乳头出来了

● 授乳的姿势 ●

喂奶时，对抱孩子的姿势没有特别要求。对于宝宝和妈妈都舒服，可以放松喂奶的姿势就是最好的。

● 横抱

将宝宝的头放在妈妈的臂弯里，妈妈用手托着宝宝的屁股。如果抱宝宝的姿势不够稳当，可以在妈妈的胳膊下或者宝宝的屁股下放个垫子或枕头。妈妈的乳房比较大时适合采取这样的姿势

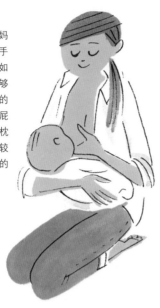

● 竖抱

让宝宝跨在妈妈的大腿上，和妈妈脸对脸。用手托着宝宝的脖子后面喂奶。如果妈妈是扁平乳头或凹陷乳头，或是宝宝的身体比较小，适合采取这样的姿势

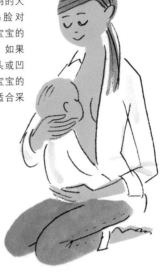

● 如何让宝宝含住乳头 ●

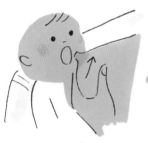

❶ 抬起乳房，乳头朝上，送到宝宝的嘴边。乳头向下的话，宝宝不好吸

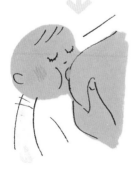

❷ 将乳晕整个放进宝宝的嘴里。放在宝宝的舌头上面就可以了

● 喂奶结束后 ●

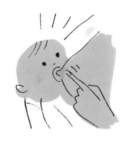

宝宝吃完奶，如果宝宝含着乳头不放，可以用手指轻轻按压乳晕，做成一个凹处，在乳房和宝宝之间形成一个缝隙，这样就容易抽出乳头了。抽出乳头时不要忘记和宝宝说"已经吃完了"

● 如何让宝宝打嗝 ●

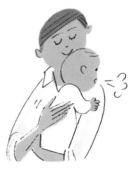

将宝宝竖着抱，把宝宝的头放在妈妈的肩上。轻轻拍打或按摩后背，容易让宝宝打嗝。宝宝打嗝时，多喝的奶可能会吐出来，最好在宝宝嘴边放一块手绢

如果不让宝宝吮吸母乳，母乳的分泌就会越来越不好，一定要坚持给宝宝喂母乳的习惯。在此基础上，如果仅靠母乳还是不够的话，再喂奶粉。

母乳不好，宝宝一次吃到的奶量不够，因此一天要喂奶10～12次，即使这样，也没有关系。另外，有些妈妈担心奶水不够，其实，宝宝出生一周以后，体重每周增加150～200克就没有问题。

什么有利于母乳的分泌？

为了分泌更多的母乳，产妇调整好自身的身心状态非常重要。

产妇如果吃不好，睡眠不足或是压力过大，母乳分泌就可能会变差。产妇一定要注意生活有规律，不要生病，不要疲劳过度。

为了更好地分泌母乳，还可以进行按摩。没有母乳的时候，试着做做按摩，促进乳房的血液循环。

此外，为了更好地分泌母乳，也要注意营养的摄取。有些人可能认为为了更多地分泌母乳，就要摄取足够多的热量，但这样做会引起肥胖和乳房发胀，过犹不及，应尽量避免。一定注意不要饮食过度。

为了维持体力，需要摄取动物性蛋白质，这无可厚非。但是，如果过度摄取动物性脂肪，乳房的脂肪增加，容易堵塞输乳管，因此做饭时要去掉油脂。

另外，母乳中维生素K含量较少，为了补充维生素K，要多吃一些含维生素K较多的食物，如纳豆、胡萝卜、南瓜、菠菜、小松菜、青椒等。

● 为了分泌母乳按摩乳房 ●

为了更好地分泌母乳，促进乳房的血液循环很重要

① 将手放在两个乳房的两侧，向中间靠拢推挤。乳房发胀的时候，该动作要慢慢进行

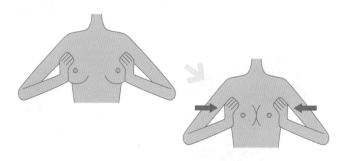

② 之后，将手放在两个乳房的下面，向斜上方、中间方向推举。重复①和②的动作，等乳房不再发胀，上下左右可以摇动就行了

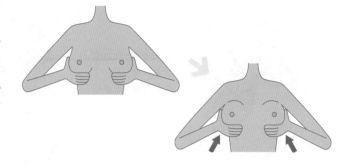

什么不利于母乳的分泌?

除了缺乏营养、压力过大和疲劳之外，还有一些因素会对母乳分泌产生不良影响，这就是吸烟和饮酒。

因为吸烟会摄取尼古丁，导致血管收缩，影响母乳分泌。尼古丁的成分可以通过母乳进入宝宝的体内，影响宝宝的发育，还可能会使宝宝患上婴儿猝死综合征（SIDS）。

在怀孕、生产、育儿的任何一个阶段，吸烟都要慎重。

和吸烟一样，饮酒也会导致母乳分泌恶化。酒精也会通过母乳进入宝宝的身体，妈妈至少在授乳前不要喝酒。关于饮酒，产妇一定要控制在偶尔少量品尝的程度。

产妇因为不习惯育儿而精神紧张，想要排解压力的心情可以理解。但是，为了避免对宝宝和自己健康的不良影响，不要吸烟和饮酒，还是去找些其他的解压方式比较好。

● 哺乳期的注意事项 ●

● 营养均衡

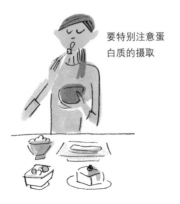

要特别注意蛋白质的摄取

● 保证睡眠，休息

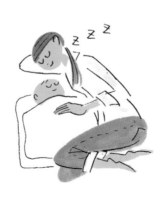

● 不要积累压力

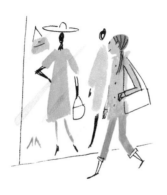

● 不要吸烟喝酒

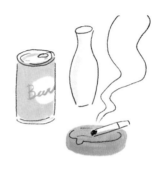

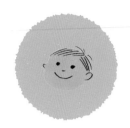

母乳不足，喂奶粉也可以吗?

母庸置疑，母乳喂养是最理想的，但过分拘泥于母乳喂养，就不能处理好母乳不足的问题。如果母乳不足影响了宝宝的发育，就要给宝宝喂奶粉。

什么是母乳不足?

虽然产妇很努力，但分泌的母乳还是明显不够宝宝吃，这种情况下就要加奶粉，实施混合喂养。是不是母乳不足，可以根据以下几点进行判断。

① 宝宝的体重没有增加

② 授乳时，宝宝吃奶超过30分钟还不肯松开乳头

③ 授乳后，宝宝很快就饿哭了

④ 大便的次数少

如果宝宝出现上面几种情况，那么就要在喂母乳后，加些奶粉。

在宝宝满月之前，一定要先让宝宝吮吸乳房，再给宝宝喂奶粉。坚持让宝宝吮吸乳头，满月后，母乳分泌可能会多起来。

根据月龄选择用品

无论哪个厂家生产的奶粉，基本成分都差不多。但是，由于味道多少有些不同，如果经常更换奶粉的话，宝宝可能会因为不习惯味道，而不好好吃奶。

奶瓶和奶嘴的种类也是五花八门。奶嘴吸孔的大小以及切割的孔型各有所长，要根据宝宝的月龄、体重、吮吸能力选择适合宝宝的用品。大概标准是一次吃奶时间在10～15分钟。另外，奶粉比母乳消化时间长，因此授乳间隔需要2～3小时。

● 奶嘴的种类 ●

圆形孔
出奶方便，适合新生儿

Y字（树杈）形孔
宝宝更容易控制吸奶量。宝宝开始边吃边玩的时候可以使用

十字孔
根据宝宝的咬劲，奶量发生变化。适合2～3个月以后的宝宝

怎样冲奶粉

按照下面的方法冲奶粉。

● 喂奶的方法 ●

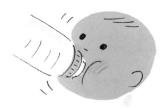

★ 将整个奶嘴放到宝宝的嘴里，让宝宝紧紧含住

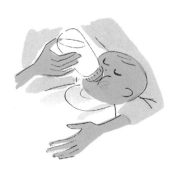

★ 给宝宝喂奶时，注意不要让奶嘴里有空气，奶瓶要充分倾斜，用奶将奶嘴充满

● 冲奶粉的方法 ●

❶ 冲奶粉之前一定要用肥皂洗手。特别是换完尿布之后，更要认真洗手

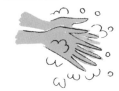

❸ 用量勺正确量取奶粉，将奶粉放入❷的奶瓶

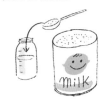

❺ 奶粉溶化之后，再往奶瓶里添足所需量的温开水

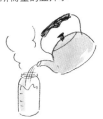

❷ 准备好70℃左右的温开水，将所需要量的1/3～1/2的温开水倒入奶瓶

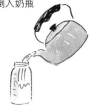

❹ 左右轻轻摇动奶瓶，让奶粉溶化。注意不要产生泡沫

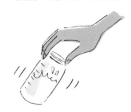

❻ 将冲好的奶粉向自己的胳膊内侧滴一些试试，不烫就行

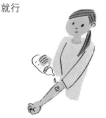

❶ 用肥皂洗手

❷ 将所需量的1/3～1/2的温开水倒入奶瓶，准确量出奶粉，将奶粉放入奶瓶，轻轻晃动奶瓶，使奶粉充分溶化。然后将剩余的温开水倒入

❸ 将冲好的奶往自己胳膊内侧滴一些，确认温度是否合适（38℃左右）

❹ 注意不要让奶嘴进空气，奶瓶要倾斜到让奶将奶嘴充满的状态

❺ 将整个奶嘴放到宝宝的嘴里，让宝宝紧紧含住，给宝宝喂奶

❻ 给宝宝喂完奶，要清洗奶瓶和奶嘴，然后煮沸消毒、晾干

温馨提示

奶粉的优越之处

和母乳不同，如果喂奶粉，除了妈妈，爸爸和家里其他人也可以给宝宝喂奶。这是一个和宝宝亲密接触的好机会，一定要看着宝宝的眼睛，一边和宝宝说话，一边喂奶。

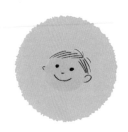

换尿布要注意什么？

宝宝的排泄频繁。如果尿布脏了不管的话，不仅不干净，宝宝还容易出现尿布疹，因此尿布脏了一定要马上给宝宝换上干净的尿布。

尿布要勤换

新生儿的小便平均每天10～20次，大便平均每天5～7次。

这个时期的宝宝，肾脏功能发育还不成熟，因此尿液不像大人那么浓，分几次排出的尿液比较淡。

尿布脏了就要换。宝宝的皮肤非常敏感，如果一直垫着湿尿布，马上就会出现尿布疹。另外也容易滋生杂菌，因此不要让宝宝长时间垫着湿尿布。

换尿布的时候，可以用市场上销售的婴儿湿纸巾，也可以用温水沾湿的脱脂棉或纱布将宝宝的屁股擦拭干净。如果屎尿粘在宝宝屁股上不容易弄掉的话，可以在脱脂棉上涂上婴儿专用油再擦拭，会擦得很干净。

检查大便的状态

给宝宝换尿布时，要检查宝宝的尿或大便的状态、皮肤的外观情况、双腿的动作等有无异常。之所以这么做，是因为从大便的状态可以了解宝宝的健康状态。

刚刚出生的婴儿的大便比较稀，有时是黄色的，有时是绿色的。关于大便的状态，没有必要对此过多关注，但是，如果宝宝没有精神，大便的颜色是黑色或白色，或是有血便的话，一定要带着有宝宝大便的尿布去医院就诊。

纸尿布和布尿布

对于宝宝来说，不管是用纸尿布还是布尿布都没有区别。纸尿布通气性比较好，不用洗，比较省事，但是价格比较贵。而布尿布虽然费点儿事，但成本比较低。至于选择什么样的尿布，根据自己的生活状况去选择就好了。

如果使用纸尿布，一定要选择符合宝宝身体大小的尿布。如果是身体比较大的宝宝，新生儿用的尿布因为尺寸小，很快就会不合身，排泄物可能会漏出来。因此，产前购买尿布的时候，不要买很多存着。

换尿布的方法

1
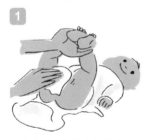

让宝宝躺在换尿布的地方，将粘在纸尿裤左右两边的不干胶腰贴揭开，打开纸尿裤，用一只手抬起宝宝的双腿，擦拭屁股上的污物

2
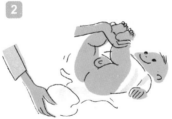

将脏尿裤从宝宝的屁股底下抽出，然后再铺上一个新的纸尿裤

3

4
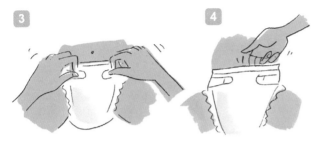

将纸尿裤两边的松紧部分挨着大腿，从前面拉着左右两边，同时放到宝宝肚子上，用腰贴固定。这时候要注意纸尿裤不要碰到宝宝的肚脐

纸尿裤后边要紧贴宝宝，前边肚子一侧要松一些，能放进大人的两根手指就可以了

擦屁股的方法

◆ 擦屁股的时候，可以用市场上销售的婴儿湿纸巾，也可以用温水沾湿的脱脂棉或纱布

◆ 男孩儿

小鸡鸡的周围以及阴囊的后面、大腿根等沟沟缝缝要认真擦拭干净。但不要使劲擦，要轻轻地、仔细地擦拭

◆ 女孩儿

从大腿根以及屁股周围开始，然后是外阴周围，接着是会阴、肛门，依次认真擦拭。在擦的时候，因为不能让细菌进入阴道和尿道，所以一定要从前往后擦拭

温馨提示

出现尿布疹怎么办？

宝宝的屁股发红，出现尿布疹的时候，可以在给宝宝换尿布时，用温水给宝宝洗屁股。

宝宝还小，可以在盆里放上温水，把宝宝的屁股放进去，认真洗。

洗完之后，用纱布或柔软的毛巾擦干屁股，暂时不要垫尿布，晾干屁股。

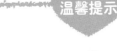
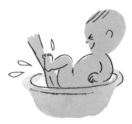

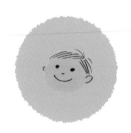

怎样安全地给宝宝洗澡？

宝宝的新陈代谢旺盛，出汗很多。为了保持皮肤清洁，要一天给宝宝洗一次澡。洗完澡，神清气爽，宝宝会非常高兴。

最初给宝宝洗澡要用婴儿专用浴盆

因为宝宝的肚脐容易感染细菌，所以刚开始给宝宝洗澡时，不要和大人共用一个浴槽，要使用婴儿专用浴盆。

在宝宝的头立起来以前，宝宝的身体很难保持平衡，因此使用婴儿专用浴盆就不会担心淹着宝宝，比较安全。虽说等到宝宝的肚脐完全干燥之后，就可以和大人一起洗澡了，但一般来说，在满月体检时得到医生的认可之后，大多数父母才会这么做。

给宝宝洗澡的时间，只要避开授乳的后30分钟以及授乳之前的一段时间，不论白天还是晚上，什么时候洗都可以。一次洗澡的时间控制在10~15分钟。

准备一套换洗衣服铺平放好

给宝宝洗澡的水温在38~39℃。将宝宝放入澡盆之前，先用温度计测量一下水温，一定要确认好水温。

给宝宝洗澡之前，要给宝宝准备一套换洗衣服。将衣服打开，上面放上内衣。事先将内衣的袖子穿过衣服的袖子并摆好，这样给宝宝换衣服时就会比较轻松。然后在上面放上尿布、毛巾，一层一层地放好，做好准备，这样做的话，给宝宝洗完澡，马上就可以穿衣服。

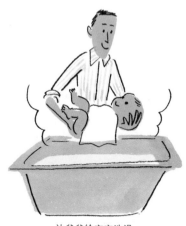

让爸爸给宝宝洗澡

使用浴皂轻轻地洗

给宝宝洗澡，要用没有香料、色素和刺激性小的浴皂。先用温水将宝宝全身洗一遍，然后将浴皂搓出泡沫，用手心和手指认真地、轻轻地给宝宝洗澡。

按照脸、头、脖子、胸、肚子等的顺序洗干净。腋下和关节部分的沟沟缝缝，屁股周围也要特别认真地洗干净。

第一次孕产必备　怀孕·生产·0岁育儿

● 洗澡的方法 ●　用温水洗澡，注意安全、迅速洗完

1

将38～39℃的温水放入婴儿专用浴盆，再用脸盆准备一些干净的温水。给宝宝脱光衣服，将一块浴巾盖在宝宝的肚子上，一只手托着宝宝的头，先将脚慢慢放入浴盆

2

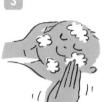

用脸盆里的温水沾湿纱布，拧干，按照从内眼角向外眼角，从耳唇到耳后、鼻子周围、口、下巴、脸颊、前额等的顺序擦洗

3

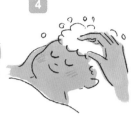

用手将浴皂搓出泡沫洗脸。然后，将纱布沾上温水，将脸上的泡沫擦洗干净

4

不要让水流进耳朵，用一只手堵住耳朵眼，托着头，另一只手将浴皂打出泡沫洗头，冲干净

5

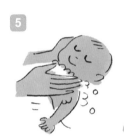

依次打上浴皂洗身体的前面、脖子、腋下、胳膊、手、胸、肚子、大腿根、大腿、小腿、脚，然后冲干净

6

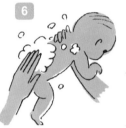

让宝宝面朝下，大人用手托着宝宝的腋下，给宝宝用浴皂洗后脖子、后背、屁股，然后冲干净

7

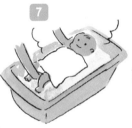

将宝宝的身体放入温水，用事先准备好的干净的温水再冲洗一遍

8

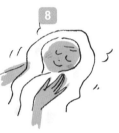

洗完之后，马上用浴巾包住并擦干身上的水分

给宝宝洗后背的时候，将宝宝的身体翻过来，将下巴和双臂放在大人的胳膊上，保证宝宝身体的稳定。

洗完澡，用吸湿性好的毛巾擦掉水分，换上准备好的衣服。洗澡之后，身体容易着凉，寒冷季节一定要将室温保持在20℃左右，这一点非常重要。

温馨提示

耳朵和鼻子的清洁

耳朵和鼻子的清洁，洗完澡来做最合适。但一定注意不要用干棉签。宝宝的皮肤非常薄，也很柔软，如果用棉签去擦，很容易弄伤。可以用婴儿甘油等将棉签弄湿以后再擦，轻轻一拭，脏东西就掉了。

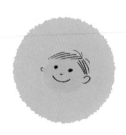

如何选择衣服和寝具？

要选择那些触感好、吸湿性强、便于活动的衣服。寝具要根据室内的温度和湿度进行准备，不能太热，也不能太冷。

衣服要适合月龄和季节

要根据月龄和季节，选择符合宝宝身体大小的衣服。

出生后一个月之内，宝宝还不能很好地调节体温，因此穿衣服时一般要比大人多一件。

出生后3~4个月，宝宝已经能调节体温了，而且手脚也很活跃，活动多，容易出汗。从此时起，比大人少穿一件衣服就可以了。

至于衣服的样式，开始的时候，婴儿穿裙装比较好。在宝宝的身体开始能活动以后，建议可以给宝宝穿背带裤等婴儿服，便于宝宝手脚活动。宝宝睡觉时间长的时候，要穿长内衣。渐渐地，应换成便于宝宝身体活动的短内衣。

● 根据宝宝的成长选择衣服 ●

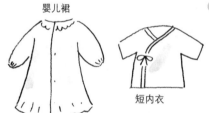

婴儿裙

短内衣

● **睡觉多的时期**
（出生后3个月左右）

在宝宝的头立起来之前，可以选择用绳子一系就好的内衣或婴儿裙，或者按扣一按就能裹住全身的婴儿裙，这样的衣服穿脱方便

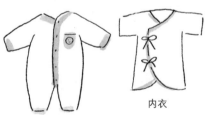

连体服

内衣

● **头直立、会翻身的时期**
（出生后3~6个月）

这一时期，宝宝的手脚活动多，建议内衣和连体服的袖子不要太长

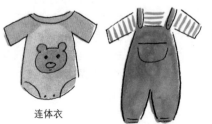

连体衣

背带裤

● **会坐、爬行的时期**
（出生后7~9个月）

动作最为活跃的时期，因此，把上衣弄乱了问题也不大，选择上下一体的背带裤或连体服比较方便

第一次孕产必备 怀孕・生产・0岁育儿

材质上，不论是外衣还是内衣，最好选择100%纯棉的产品。一定要选择那些透气性、吸湿性都好的婴儿服。

选择安全放心的寝具

只要室内温度在23℃左右，即使还没有满月的宝宝，也不需要很多寝具。如果房间内比较暖和，盖一条毯子就足够了。盖很多被子，容易影响宝宝的活动，因此最好是调整室温，少盖几条被子。

另外，褥子一定要选择硬一些的。有时候宝宝会趴着睡觉，如果被褥很软，可能会导致宝宝窒息。

使用婴儿床，一定要关上床上的栏杆。即使基本上不会动，低月龄的宝宝在蹬脚踹腿的过程中，也有从被子里滑落下来的可能性。

出生后1个月左右，室温设定在23～25℃，此后，室内和室外的温差保证在5℃左右为好。冬天18～20℃，夏天25℃左右就可以了。湿度保持在40%～60%。

宝宝睡觉的地方，千万注意不要直接对着空调的风口。

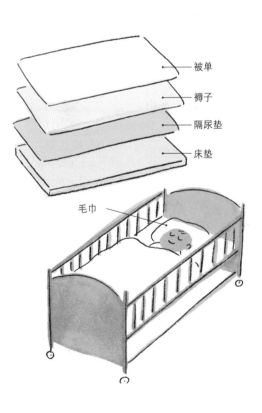

● 怎样给宝宝铺床 ●

床垫或垫子的上面铺上隔尿垫（防水床单），然后，在上面再铺上褥子，最后铺好床单。上面盖的被子，如果是夏天，盖毛巾被或浴巾，如果是冬天，盖一条被子。不需要枕头，可以将毛巾叠好放在宝宝的头下面。

被单

褥子

隔尿垫

床垫

毛巾

温馨提示

关注宝宝的睡眠

家人应注意不要吵醒正在熟睡的宝宝，而且不要忘了时不时地过去看看正在睡觉的宝宝。

宝宝睡觉时，不知什么原因可能会出现意外情况。为了保证宝宝的安全，一定要时刻关注，不能疏忽大意。

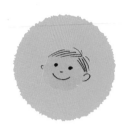

第一次出门需要注意什么？

宝宝满月后就可以开始到外面透透气，让宝宝适应外面的空气了。一点点增加在外面的时间，慢慢地可以带着宝宝出去散步或去附近买东西了。

从满月开始到外面透透气

满月以后就要带宝宝出去，接触外面的空气。刚开始的时候，可以抱着宝宝从窗户往外看，到阳台上看一看。到外面透透气有很多好处，可以很好地刺激宝宝的皮肤，让呼吸器官更加结实。

刚开始的时候，一天可在外面待5分钟，要一点点地增加在外面的时间。宝宝习惯外面的空气以后，就可以试着带宝宝去散步或到附近买东西了。

带宝宝外出时，在宝宝的头立起来之前，要使用可以横着抱的婴儿抱袋、背巾抱袋等用品。等宝宝的头可以立起来以后，才能使用背带或前抱式的抱带。

稍微走远一点路的时候，建议使用婴儿车。婴儿车能够让头还没有

● 带着月龄低的宝宝出门

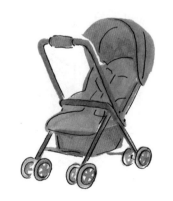

在宝宝的头能够完全立起来之前，不要背着宝宝。在此之前，基本都是横着抱。即使是用婴儿车，头没有立起来之前，也要让宝宝躺在车里。

● 横抱专用婴儿抱袋

可以用宝宝能躺着也能抱着的婴儿抱袋。从出生开始使用

● A型婴儿车

这种婴儿车具有放倒功能，即使宝宝的头还没有立起来，也可以让宝宝躺在车里。出生后2个月左右就可以使用

● 抱、背兼用婴儿抱袋

这种婴儿抱袋可以根据宝宝的月龄来选择使用抱或背的方式。月龄低的时候抱在前面，月龄高的时候背在后面。在前面抱着的时候，如果抱袋上面有从后面支撑脖子的长靠背，头没有立起来的宝宝也能使用

立起来的宝宝躺在里面的A型，会坐的宝宝使用的B型。

让宝宝乘坐婴儿车，一定要给宝宝系上安全带，乘电车或公交的时候，一定要把宝宝从车里抱出来，将婴儿车折叠好。

冷热对策

过了满月以后，带着宝宝去做满月体检或需要去远一些地方的机会增多。为了在外面不为难，一定要带好尿布和奶粉，确认带齐必备品后再出门。

另外，在酷夏和寒冬出门的时候，为了避免宝宝的体温调节出现问题，一定要做好防热防寒。

从炎热的户外走进有空调的室内，从有暖气的室内走到寒冷的户外，这时候要给在婴儿车里的宝宝盖上一条薄毯或浴巾。另外，在紫外线很强的季节，要给宝宝戴帽子，或是拉上婴儿车的遮阳棚。

出门用品

● 授乳用品

奶粉、奶瓶、热水

● 换尿布用品

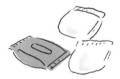

纸尿裤、婴儿湿纸巾、放脏东西的塑料袋等

● 小的塑料布

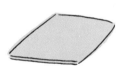

在换尿布或稍微休息一下的时候使用很方便

● 纱布手绢

用来擦嘴等

温馨提示

不要勉强外出

外出之前，留意一下宝宝的身体状况非常重要。如果宝宝不像平时那么有精神，没有食欲、发热等，父母对宝宝此时的身体状况不放心，就不要出门。因为出门以后，宝宝可能会越来越不舒服。

● 纸巾和湿纸巾

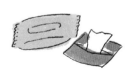

● 帽子和毯子

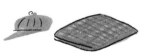

根据季节和外面的气温，准备防晒的帽子，保暖的毯子

★ 随着月龄的增加，除了奶粉之外，还要带饮品（麦茶或果汁）、点心、宝宝喜欢的玩具、换洗衣服一套等

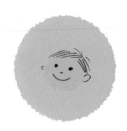

接受婴幼儿体检

去宝宝出生的医院或社区的卫生所定期检查宝宝的发育状况。因为婴幼儿体检时可以进行育儿咨询，所以一定要积极利用这个机会。

检查发育程度

婴幼儿体检，除了宝宝出生后1个月的满月体检，还有3～4个月体检、6～7个月体检、9～10个月体检、1岁6个月体检、3岁体检。上述各个阶段都是宝宝成长的关键时期，要请医生进行检查，以专家的角度看看宝宝的身心发育是否正常。一般来说，满月体检在分娩的医疗机构进行，此后的体检，各个卫生所会通知体检的日程安排，多数情况下会根据该日程去参加体检。

宝宝的发育是否正常？是不是发育迟缓？刚刚开始育儿的父母常常不会判断。以体检为契机，可以让医生等专业人士以他们专业的角度确认一下宝宝的发育程度，这样父母心里会感到很踏实。一定要定期带孩子进行婴幼儿体检。

增加和同龄的孩子互相交流的机会

通过婴幼儿体检，可以和自己的孩子月龄相同、年龄相仿的孩子的父母互相交流，这也是参加体检的好处之一。

参加体检，你就会发现，即使宝宝都是3个月，每个孩子的大小却不尽相同，发育程度也参差不齐。通过和不同的孩子接触，可以让只有书本知识的新妈妈开阔视野。

另外，如果能结交一些同龄孩子的妈妈，可以互相聊聊各自的烦恼，从而产生共鸣。如果是参加社区主办的体检，因为都是在附近居住的人，还可以交换附近社区有关育儿和保育的信息。

在育婴期间，妈妈和宝宝两个人在家的情况比较多，这使得妈妈的精神容易紧张。如果能结交一些朋友，就可以到对方的家里谈谈心。

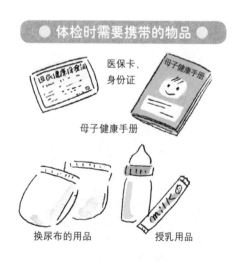

● 体检时需要携带的物品 ●

医保卡、身份证

母子健康手册

换尿布的用品

授乳用品

满月体检	宝宝出生后的第一次体检。一般在宝宝出生的医院进行，费用各个地区不一样，需要事先调查清楚。	**体检的内容** ① 身体测量 ② 视诊、听诊、触诊 •检查有无黄疸、斜颈、湿疹等 •检查心率、呼吸音等 •检查肚脐的状况 ③ 营养指导、保健指导 •喂服维生素K2 •关于母乳的建议 •关于生活上方方面面的建议 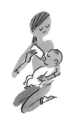
3～4个月体检	一般来说，市区乡镇的卫生所会将体检日期和体检票寄到家中，可以在指定的时间，到保健中心接受免费体检。	**体检的内容** ① 身体测量 ② 视诊、听诊、触诊 •检查头是否立起来 •检查髋关节是否脱臼 •检查有无黄疸、湿疹 •检查是否阴囊水肿、隐睾 •检查是否太胖或太瘦等 ③ 营养指导 •对离乳食的开始时间和添加方法提出建议
6～7个月体检	一般来说，市区乡镇的卫生所会将就诊券寄到家中，带着就诊券到指定的医疗机构免费就诊。	**体检的内容** ① 身体测量 ② 视诊、听诊、触诊 •检查是否能够翻身、坐着等运动机能 •检查有无湿疹、痱子等 •检查是否会笑、认生等心理发育情况，等等 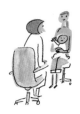

温馨提示

担心发育不良，要去儿科就诊

　　如果觉得宝宝的样子奇怪，担心是不是发育迟缓，不要等到婴幼儿体检，马上去儿科就诊。儿科医生会根据宝宝的健康状态和发育的情况做出适当的判断。

　　因为育儿还不习惯，妈妈的烦恼和不安真的是无休无尽。尽管事情不大，如果感到担心，就应该去经常就诊的儿科，咨询一下医生，不要有什么顾虑。

　　如果附近有一所经常就诊的儿科，就可以让妈妈安心育儿，从长远的目光来看，还能守护宝宝的成长。

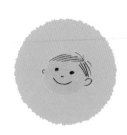

1~3个月宝宝的育儿要点

逗宝宝，宝宝会笑，还会喃喃自语。宝宝会做出各种各样的反应，爸爸妈妈和宝宝交流也越来越高兴。

1~3个月的宝宝

出生后3个月左右，宝宝的身高长到大约60厘米，体重大约6千克。新生儿时期，宝宝的手脚很细，但到了这个时期，整个身体变得胖乎乎的。

宝宝每次吃奶的量增加，吃奶变得有规律，一天的喂奶次数为5~6次。但是，吃奶的规律并非一成不变，有些宝宝吃奶的量有所减少，这是由于大脑发育，宝宝觉得吃饱了的缘故，如果只是暂时减少，就不必担心。

宝宝的睡眠也开始渐渐有规律了。夜里开始能够睡较长时间，起夜喂奶的次数也逐步减少。

出生后4个月，大概80%的宝宝的头都能立起来了。即使竖着抱宝宝，宝宝的头也不会耷拉下来，这就是宝宝的头已经立起来的证明。宝宝的头立起来之后，就可以背着宝宝了。

宝宝会笑，能出声了

出生后2个月左右，妈妈逗宝宝的话，宝宝会笑。表情变得丰富起来，高兴的时候，会发出"啊""呜"之类的声音。而且，这些声音会渐渐变为"吧哺吧哺""弄嘛弄嘛"之类的喃喃自语。宝宝时而笑笑，时而出声，这个时候，妈妈和爸爸一定要和宝宝说话，回应宝宝。

增加和宝宝交流的机会，这对宝宝的大脑发育非常有帮助。

这个时期的宝宝，手摸到任何东西都想要去抓住。他会将抓住的东西放到眼前，目不转睛地看个不停，或是用眼睛追着会动的东西。他还会对拨浪鼓或音乐盒感兴趣。

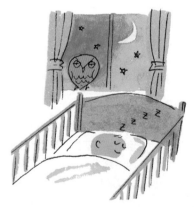

出生后3个月左右，宝宝夜里可以连续睡觉了

这个时期的育儿要点

即使宝宝吃奶时好时坏，或者吃奶量减少，只要宝宝精神很好，正常地长大，就不必担心。宝宝想吃的时候就给吃，想吃多少就喂多少，这样做基本上没有问题。

喂奶次数减少之后，宝宝大小便的次数也会减少。大小便一次的量开始增多，换尿布的次数减少。

出生后2～3个月，宝宝可能会出现一时性便秘，不必过于紧张。即使3～4天没有大便，只要宝宝精神状态很好，高高兴兴，就不必担心。排便的节奏每个人各有不同，只要排便时间固定，就没有关系。

如果还是担心宝宝的便秘，可以在给宝宝洗完澡之后，给宝宝的肚子进行按摩，或是给宝宝吃些苹果汁或橘子汁。

喂果汁时，如果是苹果，可以擦成苹果泥，如果是橘子，可以榨成橘子汁。因为柑橘类有酸味，开始的时候可以兑些水。

原则上，没有必要一定训练宝宝喝果汁。宝宝有些便秘时，可以试着喂点果汁，这之外的其他时间不必喂食。

● 出生后3个月宝宝的育儿要点 ●

● 满月后到户外透透气或散步

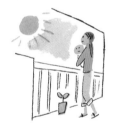

满月后，可以带着宝宝到户外，呼吸外面的空气。刚开始的时候，可以带宝宝到窗边，打开窗户5分钟，看看外面的景色。渐渐地延长时间，然后可以出门散步

● 不好好吃奶时不必在意

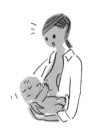

宝宝一次吃奶量增多以后，有时候会不好好吃奶，不必过分担心。宝宝想吃的时候就喂，能吃多少就喂多少

● 注意不要给宝宝穿得太多

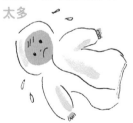

满月后，宝宝的衣服要比大人少穿一件比较合适。宝宝怕热，容易出汗，只要保证室温足够暖和，冬天也要少穿衣服

● 宝宝醒着时候，逗宝宝玩儿

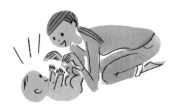

逗宝宝，宝宝会笑，还会喃喃自语，因此要尽可能多和宝宝说话，宝宝"说话"时，要回答宝宝

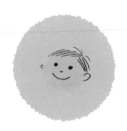

3～6个月宝宝的育儿要点

在身体发育上，宝宝可以做来回翻身等动作了，与此同时，宝宝还会时而哭，时而笑，时而发怒，感情表现丰富起来，玩耍的花样也渐渐地多起来。

3～6个月的宝宝

宝宝到了6个月左右，身高长到60～70厘米，体重增加到6～9千克。头已经完全立起来，有些宝宝甚至可以翻身了。6个月左右，如果扶着宝宝的后背，宝宝就可以坐着了。

宝宝活泼好动，对周围的事物充满好奇。宝宝用手抓起什么东西都往嘴里放，因此一定要注意不要在宝宝周围放置危险物品。

喜怒哀乐的感情表现越来越丰富，不喜欢就会生气哭闹，表达自己的情绪。还可以认识妈妈和爸爸，会冲着人笑、撒娇。

这段时期的特点就是喜欢吮吸手指，口水也开始增多。另外，还能渐渐地养成白天活动，晚上睡觉的生活习惯。早晨，室内明亮，宝宝容易醒来，夜里关上灯，室内昏暗，宝宝容易睡着，营造这样的环境，有利于形成宝宝的生活规律。

用各种各样的游戏刺激宝宝

这个阶段的宝宝，好奇心越加旺盛，对周围的东西显得很感兴趣，有时用手拿起来，有时候拿着往嘴里放，一个人玩得不亦乐乎。只要没有危险，大人尽可能地看着点孩子，不要这也不行，那也不行。

宝宝不仅喜欢自己玩，还喜欢和妈妈或爸爸一起玩躲猫猫，或者是举高高，让爸爸妈妈把自己高高举起。妈妈或爸爸可以把宝宝放在自己的腿上，边看着宝宝的脸，边和宝宝说话，给宝宝各种各样的刺激。

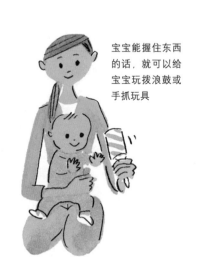

宝宝能握住东西的话，就可以给宝宝玩拨浪鼓或手抓玩具

宝宝喜欢运动，妈妈或爸爸让宝宝躺好，拿着宝宝的手或腿，时而弯曲，时而拉伸，这样给宝宝做体操，宝宝会很高兴。天气好的时候，可以到附近的公园散散步。宝宝非常喜欢去户外，如果在室内哭闹，妈妈或爸爸可以带宝宝出去看看。

第一次孕产必备　怀孕·生产·0岁育儿

这个时期的育儿要点

宝宝的营养还是以母乳或奶粉为主，长到5个月左右，就要开始添加离乳食了。

生后3～6个月，最让妈妈头疼的就是孩子在夜里哭闹了。有的宝宝一到傍晚就开始哭，有的宝宝天一黑就哭，直到入夜。虽然哭的时间段不同，但这些孩子总要哭上1～2小时方才罢休。既不是饿了，尿布也没有湿，一般都是原因不明。在欧美，这种情况有时被称为"colic"（宝宝夜哭），在中国以外的国家，宝宝夜里哭闹也很平常。因为不是什么疾病，所以在健康上不必担心。

宝宝夜里哭闹只是一时的，不会延续几个月。在这期间，妈妈和爸爸轮流抱着宝宝，度过这一关。

● 宝宝喜欢的游戏 ●

给宝宝换尿布的时候，可以抚摸宝宝，给宝宝做简单的体操，和宝宝玩躲猫猫的游戏等。宝宝非常喜欢简单的游戏。

● 换尿布体操

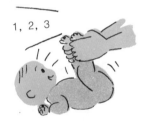

1，2，3

给宝宝换尿布，拿掉尿布的时候，拿着宝宝的腿，拉直、弯曲，抚摸宝宝的胳膊和腿。当时想到什么体操都可以做做。"1、2、3"，一边给宝宝数着一边做，或是一边唱歌一边做

● 躲猫猫

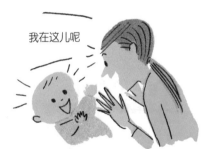

我在这儿呢

用手把脸捂住，和宝宝说"妈妈不见了，妈妈不见了"，然后突然打开捂住脸的双手说"在这呢"。这种过去就有的游戏，虽然很常见，宝宝却很喜欢

● 举高高

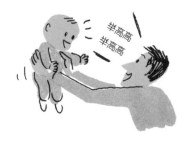

举高高
举高高

用手托着宝宝的腋下，一边说"举高高、举高高"，一边举起宝宝的游戏。宝宝的头能立起来以后就可以玩了。举起孩子的时候，左右稍稍晃晃孩子的身体，各种各样的玩法组合一下，游戏的乐趣也会增加

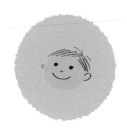

制作离乳食的方法及添加离乳食的注意事项

一般来说，要根据宝宝的具体情况来给宝宝添加离乳食。有些宝宝讨厌离乳食，怎么也不肯吃，这种情况下一定不能强迫宝宝吃。

根据宝宝的情况，一点点开始添加离乳食

真正开始添加离乳食要在出生后5个月左右。宝宝口水增多，对爸爸妈妈吃饭开始有兴趣，出现这种现象的时候，就是给宝宝添加离乳食的最好时机。

宝宝的头能完全立住了，扶着宝宝，宝宝也能坐着，将勺子放进嘴里，宝宝也很少顶出来，这时候就可以开始试着添加离乳食了。

离乳食不用单独为宝宝特别制作。从父母吃的菜中拨出一些容易消化的菜，用勺子压碎或是切碎，当场制作就可以了。刚开始的时候，可以给宝宝吃一小口，如果宝宝的大便没有什么变化，就可以一点点增加。吃过离乳食后，再喂母乳或奶粉的话，宝宝能吃多少就喂多少。

添加离乳食的时间要固定

开始的时候一天一次，每天在固定的时间段给宝宝喂离乳食。喂宝宝吃饭很费时间，妈妈应有足够的空闲时间。

根据添加离乳食的不同阶段，循序渐进。5~6个月的宝宝还没有长牙，舌头的活动也不够灵活，还不能很好地吞咽。因此，这个时期要给宝宝喂一些糊状的食物，便于吞咽，练习吃饭。

给宝宝吃的食物的软硬程度要做成像酸奶一样才行。固体的食物不仅仅要将其捣碎，还要做成稠稠的浓汤一样，或是糊状，调味要淡一些。宝宝一次吃的量很少，每次都做真是太麻烦了，因此可以一次多做一些，分成小份儿冷藏保存，太费事的食物，也可以使用现成的婴儿食品。

营造快乐的就餐氛围

宝宝能够吃些泥状的东西，食量也稳定下来，这样添加离乳食就可以进入下一个阶段了。参考月龄为7~8个月，但也没有必要拘泥于此，按照宝宝的具体情况添加就行了。

● 添加离乳食的方法 ●

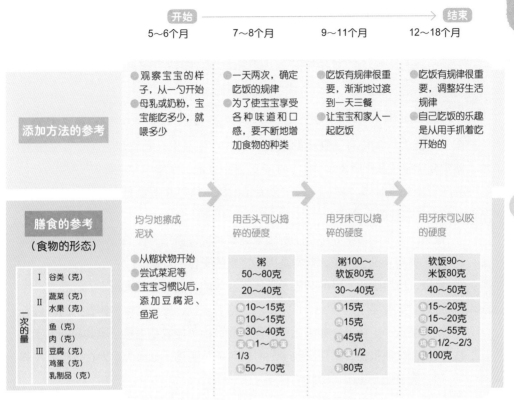

	开始 ——————→ 结束			
	5~6个月	7~8个月	9~11个月	12~18个月
添加方法的参考	●观察宝宝的样子，从一勺开始 ●母乳或奶粉，宝宝能吃多少，就喂多少	●一天两次，确定吃饭的规律 ●为了使宝宝享受各种味道和口感，要不断地增加食物的种类	●吃饭有规律很重要，渐渐地过渡到一天三餐 ●让宝宝和家人一起吃饭	●吃饭有规律很重要，调整好生活规律 ●自己吃饭的乐趣是从用手抓着吃开始的
膳食的参考 （食物的形态）	均匀地擦成泥状	用舌头可以捣碎的硬度	用牙床可以捣碎的硬度	用牙床可以咬的硬度
一次的量 I 谷类（克） II 蔬菜、水果（克） III 鱼（克）肉（克）豆腐（克）鸡蛋（克）乳制品（克）	●从糊状物开始 ●尝试菜泥等 ●宝宝习惯以后，添加豆腐泥、鱼泥	粥 50~80克 20~40克 鱼10~15克 肉10~15克 豆30~40克 蛋黄1~鸡蛋1/3 乳50~70克	粥100~软饭80克 30~40克 鱼15克 肉15克 豆45克 鸡蛋1/2 乳80克	软饭90~米饭80克 40~50克 鱼15~20克 肉15~20克 豆50~55克 鸡蛋1/2~2/3 乳100克

随着不断地添加离乳食，宝宝吃的东西慢慢地变成了固体的食物，一次的食量和一天吃饭的次数也渐渐增加。

不是所有的宝宝从一开始就能顺利地吃东西，因此一定不要强迫宝宝吃。要根据宝宝的情况循序渐进，让宝宝觉得吃饭的时候很高兴，这非常重要。即使宝宝不怎么吃东西，或者一边玩一边吃，也要睁一只眼闭一只眼，宝宝吃饭时，一定要营造出一种让他乐在其中的氛围。

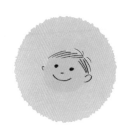

宝宝身体不舒服的时候怎么办？

宝宝没精神，看上去和平时不一样，妈妈会非常担心。下面介绍一下对孩子的健康状况以及是否需要去儿科就诊的判断方法。

观察宝宝健康状况的要点

宝宝不能告诉父母自己身体的状况，因此在生活中，妈妈和爸爸要仔细观察宝宝，察觉到宝宝"和平时不一样"。那么，怎样才能判断宝宝和平时不一样呢？

判断宝宝和平时不一样，掌握宝宝发出的SOS信号非常重要。SOS信号有不少，下面是具有代表性的几个。

1. **情绪**。宝宝的情绪好坏是了解宝宝健康状况最简单易懂的晴雨表。宝宝没精神，哭起来没完没了，常常是因为宝宝的身体不舒服。

2. **食欲**。宝宝吃奶不好的时候，身体不舒服的可能性比较大。

3. **发烧**。事先要了解宝宝的正常体温。抱着宝宝，感到宝宝身体发热的时候，就要测量一下体温，如果比平时体温高，很可能就是患感冒或其他疾病了。

4. **大便**。大便很稀，排便次数多的时候可能是腹泻。如果大便发白，像水一样稀，有可能是患上了轮状病毒肠炎。

5. **皮疹**。宝宝容易患的突发性皮疹、麻疹等皮疹会同时出现发烧症状，此外，还有脂漏性湿疹、皮肤念珠菌病等。有必要去医院就诊，让医生看看皮疹的病症以及其他的症状，做出诊断。

发烧

● 正常体温

宝宝的正常体温在36.3～37.4℃。因为在早晨、中午、晚上体温高低不同，所以要在宝宝身体好的时候，事先测量一下早晨、中午、晚上的体温，了解宝宝不同时间段的正常体温。

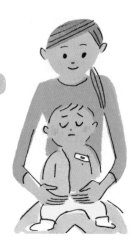

● 给宝宝测体温的方法

测量体温的方法和平时一样。虽然也有放在嘴里、肛门或耳朵的测量方法，但还是放在宝宝腋下的方法最为方便。将体温计插入宝宝的腋下，从后面抱住宝宝，不要让宝宝的胳膊和身体乱动，测量的时候按住宝宝的胳膊肘或手腕

● 发烧的原因

因为病毒感染而患上感冒的情况最为普通。咳嗽、流鼻涕，这大概就是感冒了。如果还伴有发烧、呕吐、呼吸困难、抽搐等，有可能是患了肺炎、脑炎或脑膜炎，一定要马上去儿科就诊。

婴儿的体温调节功能差，天气炎热时，可能导致发低烧。衣服穿的过多，或者室内温度过高，这些都可能是婴儿发烧的原因。

● 儿科就诊

即使发烧，但宝宝的情绪不错，食欲也好，这时候就不必担心。出生后到4个月左右，如果发烧到38℃以上就要去儿科就诊。出生5个月以后，发烧38℃以上，同时出现脸色不好、不喝水、呼吸困难等症状就要去医院就诊。

● 发烧时的护理 ●

● 调节温度

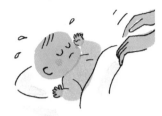

如果宝宝出汗了，就要减少衣服或被子。发烧的时候，宝宝手脚感到冷，因此要给宝宝穿上袜子，让手脚保温

● 补充水分

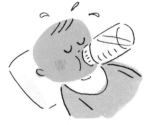

不时地、一点点地给宝宝喂些凉开水、麦茶、电解质饮料

● 头部降温

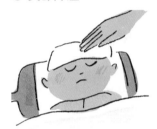

如果宝宝不讨厌的话，可以把由毛巾裹住的冰枕、水枕或凉毛巾放在宝宝的额头上。采取这种办法降温的时候，注意不要让肩膀受凉

● 擦汗

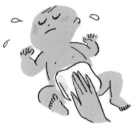

发烧时，宝宝常常会出汗，因此要不时地用干净的毛巾给宝宝擦汗。在宝宝的后背垫上纱布或毛巾，汗浸湿了就要更换

呕吐、腹泻

● 呕吐、腹泻的原因

宝宝没有发烧也没有腹泻，仅仅呕吐一次，此后就完全没事了，还有咳嗽的时候顺带吐出来，这时候没有必要担心。

伴随着腹泻或发烧的呕吐，大便的状态（颜色、水分的量等）与平时不一样的时候，有可能是病毒或细菌引起的感染，这在很多情况下都是上吐下泻。

● 儿科就诊

如果只是呕吐一次，不必担心，肚子受凉，大便稀软的话，也没有必要去医院就诊。有发烧、呕吐、腹泻并发症状的时候，或者呕吐反复不停的时候，以及发现体重减轻的时候，就要去医院就诊。特别是宝宝没精神，看上去很难受，出现抽搐的时候，一定要马上去医院就诊。

抽风、惊厥

● 抽风、惊厥的原因

宝宝有时突然手脚僵直，呼吸停止，发生惊厥。

2个月开始到2岁左右的孩子，容易发生抽风或惊厥，很多情况下，都是发烧38℃以上的热性惊厥，这种情况不会危及孩子的生命，不必担心。一般来说，痉挛2～3分钟就会停下来。

● 出现惊厥时的护理 ●

● 松开衣服

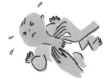

● 将叠好的毛巾放在宝宝的脖子后面，让宝宝呼吸通畅

● 脸偏向一侧

● 测量体温

● 抽风时不要往嘴里放东西

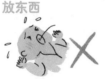

● 不要随意移动

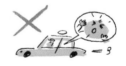

婴儿的惊厥在很多情况下都不必担心，但其中有些惊厥可能是严重的疾病，因此一旦发生下列情况，一定要去医疗机构就诊。

令人担心的惊厥

◆出生后马上出现的
◆不发烧
◆痉挛的方式左半身和右半身不同
◆惊厥停止后意识不清
◆短时间内反复惊厥，一次抽风的时间超过20分钟除此之外，宝宝哭得很厉害的时候，也可能会出现暂时性惊厥，呼吸停止，哭泣导致抽风（愤怒惊厥），但不是重病。

因为脑的一部分出现异常刺激而发作的癫痫，或者由于病毒或细菌感染而引发的惊厥，以及伴随发烧、头痛、呕吐等的脑炎或由脑膜炎引发的惊厥，出现上述情况必须要紧急救护。

● 儿科就诊

即使觉得只是热性惊厥或愤怒惊厥，在惊厥停止、稳定下来以后也要去儿科就诊，告诉大夫惊厥发作时孩子的症状。

一定要让大夫做出诊断，问问大夫下次再出现惊厥时应如何应对，这样才能放心。

另外，如果惊厥停止后，孩子还是不能恢复意识，或者惊厥伴有发烧或呕吐，以及惊厥反复发作，出现这类情况，一定要马上到医疗机构就诊。

咳嗽

● 咳嗽的原因

咳嗽的原因多为感冒、喉炎或支气管炎，有时候仅仅是因为吸入灰尘或冷空气，也会咳嗽。

嗓子发出"呼呲、呼呲""吼咯、吼咯"的喘吸声，呼吸困难，这时候很可能是患上了毛细支气管炎，反复激烈咳嗽很可能是患上了百日咳。

● 儿科就诊

要不要去医院就诊要根据咳嗽的严重程度，以及有无其他症状。如果只是偶尔咳嗽一下，宝宝的情绪也不错，食欲也挺好的话，就不必担心。宝宝看上去很痛苦，脸色不好，咳嗽不止的时候，一定要去儿科就诊。

过敏

● 过敏的原因

不满周岁的宝宝，过敏的原因大多是患有遗传过敏性湿疹，湿疹在皮肤的柔软部位出现，瘙痒剧烈。支气管哮喘或荨麻疹也是过敏性疾病，这些疾病一般都在2～3岁以后才会发病。

虽然父母或兄弟姐妹中有过敏体质，宝宝也会带有这种基因，但不一定发病，所以不要从一开始就过于担心。

● 儿科就诊

感到瘙痒的湿疹不一定就是遗传过敏性湿疹。不要擅自诊断，一定要去儿科就诊，让医生做出诊断。如果患有过敏性疾病，就要遵从医嘱，采取措施，让宝宝远离过敏源。

● 过敏的基本对策

● 经常用吸尘器除尘、去螨

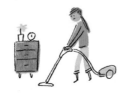

● 不要使用地毯

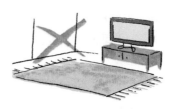

● 定期清扫空调

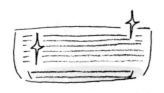

● 晒被子、收被子的时候用吸尘器除尘

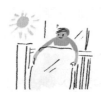

● 不要摆放毛绒玩具

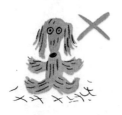

● 不在室内养宠物

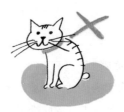

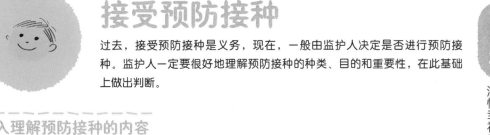

接受预防接种

过去，接受预防接种是义务，现在，一般由监护人决定是否进行预防接种。监护人一定要很好地理解预防接种的种类、目的和重要性，在此基础上做出判断。

深入理解预防接种的内容

收到社区寄来的预防接种的通知和问诊表之后，首先要认真阅读有关内容。然后，也是最重要的，是要理解将要接种的疫苗预防什么疾病，疫苗属于什么种类，具有怎样的效果。另外，如果不接种该疫苗，会有什么不利之处等。

最近几年，接受预防接种之后出现不良反应（药品的副作用）的事件被大肆宣传，对此类信息反应过度，不让孩子接受预防接种的家长正在增多。

预防接种，不仅可以使自己的孩子不被感染，也会起到使疾病不在地区传播的作用。一定要认真理解预防接种的目的，再决定是否让自己的孩子接受预防接种。

定期接种和任意接种

现在，国内进行的儿童预防接种如下表：

● 定期接种（建议在所定的年龄段内进行接种）

BCG（结核）、脊髓灰质炎(Poliomyelitis)、DPT（百日咳、白喉、破伤风）、麻疹、风疹、乙肝。

● 计划免疫标准序表 ●

年龄	疫苗名称							
	卡介苗 (BCC)	脊髓灰质炎疫苗 (TOPV)	百台破疫苗 (DPT)	麻疹疫苗 (MV)	乙肝疫苗 (HBV)	A群洗脑疫苗 (MenV)	A+C群洗脑疫苗 (MenV)	乙脑疫苗 (JEV)
出生时	初免				初免第1针			
1足月					初免第2针			
2足月		初免第1次						
3足月		初免第2次	初免第1针					
4足月		初免第3次	初免第2针					
5足月			初免第3针					
6足月					初免第3针	6月～18月龄完成二针次（间隔三个月）		
8足月				初免				初免
1岁								
1.5～2岁			加强	加强				
2岁								加强
3岁							初免	
4岁		加强						
6岁			加强（精台破）				加强	

● 任意接种（根据流行状况自愿接种）

腮腺炎、水痘、流感、Hib疫苗等。

接种前需要确认的事项

　　根据政府的要求以及预防接种的种类，有的疫苗需要在所定的时间和地点进行集体接种，有的则需要到自己常去的医院就医，各自进行接种。不管是哪种预防接种，发现孩子发烧、身体状况不够好的时候都不能接种。接种前一定要仔细观察孩子的状态，选择孩子身体状态好的时候去接种。

　　另外，要根据疫苗的种类来接种，有些疫苗在接种后要间隔一定的时间后才能接种其他疫苗。有关预防接种的日程安排，最好仔细咨询相关的医生再做决定。

　　要在家填好预诊表再出门，不要忘记携带母子健康手册。接种后，要在接种场所停留30分钟左右，确认宝宝的身体状况有无变化。因为接种后不能马上回家，所以计划外出的时间要充裕。

● 接受预防接种时的注意事项

● 事先理解预防接种的内容　　**● 事先观察孩子的健康状态**　　**● 填好预诊表再去接种**

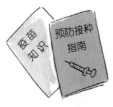　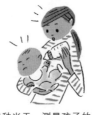　

关于接种的疫苗，要事先认真阅读宣传资料，充分理解其必要性及副作用

接种当天，测量孩子的体温，观察孩子的身体状况，身体状况不好的时候不要接种

接种前需要向医生提交预诊表，家长一定要负起责任，认真填写

● 带好母子健康手册　　**● 接种后30分钟内观察孩子的身体状况**　　**● 接种后24小时，要注意孩子的身体状况**

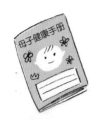　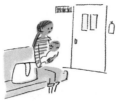　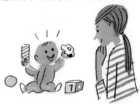

去预防接种时不要忘记携带母子健康手册

接种后30分钟内，在接种场所或医疗机构观察孩子的身体状况，或是随时可以和医生取得联系

接种后最少在24小时以内注意观察孩子的健康状态，注意孩子的身体变化